O PODER DO
AUTOAMOR

CARO LEITOR,

Queremos saber sua opinião sobre nossos livros.
Após a leitura, curta-nos no facebook.com/editoragentebr,
siga-nos no Twitter @EditoraGente,
no Instagram @editoragente
e visite-nos no site www.editoragente.com.br.
Cadastre-se e contribua com sugestões, críticas ou elogios.

Boa leitura!

CRISTINA BISCAIA

O PODER DO AUTOAMOR

PARA MULHERES QUE ESTÃO EXAUSTAS
DE PRIORIZAR OS OUTROS

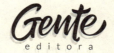

Diretora
Rosely Boschini

Gerente Editorial
Rosângela de Araujo Pinheiro Barbosa

Editora
Audrya de Oliveira

Editora Júnior
Carolina Forin

Assistente Editorial
Fernanda Arrais

Produção Gráfica
Fábio Esteves

Preparação
Wélida Muniz

Capa
Mariana Ferreira

Projeto Gráfico e Diagramação
Vivian Oliveira

Revisão
Ana Paula Mello

Impressão
Loyola

Copyright © 2022 by Cristina Biscaia
Todos os direitos desta edição são reservados à Editora Gente.
Rua Natingui, 379 – Vila Madalena,
São Paulo, SP – CEP 05443-000
Telefone: (11) 3670-2500
Site: www.editoragente.com.br
E-mail: gente@editoragente.com.br

Dados Internacionais de Catalogação na Publicação (CIP)
Angélica Ilacqua CRB-8/7057

Biscaia, Cristina
     O poder do autoamor / Cristina Biscaia. - São Paulo: Editora Gente, 2022.
     192 p.

     ISBN 978-65-5544-200-7

     1. Autoajuda 2. Desenvolvimento pessoal 3. Autoconfiança 4. Autoestima I. Título

22-1006   CDD 158.1

Índice para catálogo sistemático
1. Autoajuda

NOTA DA PUBLISHER

A sociedade espera um certo comportamento de nós mulheres. Precisamos lidar constantemente com cobranças, nos desdobrar para fazer entregas extraordinárias no âmbito profissional, cuidar de todos no pessoal e ainda manter a imagem perfeita. Seguir essa rotina pode significar, muitas vezes, ultrapassar nossos limites e, ao fazer isso, nos sentimos desconectadas daquilo que temos de mais importante: nossa essência.

Assim, é um prazer receber a escritora e roteirista Cristina Biscaia em nosso time de autores best-sellers com o lançamento de *O poder do autoamor*. Além de inspiradora, Cristina é forte, dedicada, poderosa e possui a missão corajosa de ajudar milhares de mulheres a quebrarem os padrões impostos e mudarem o próprio mundo por meio do autoamor. Este livro é a passagem para embarcar nessa jornada transformadora.

Aqui, você encontrará muitas reflexões que a conduzirão para a compreensão e a transmutação de crenças limitantes que a impedem de estar em comunhão consigo mesma e com os outros, além de dicas valiosas e tarefas práticas para que você entenda de uma vez por todas que o exercício do autoamor deve ser diário para que possamos nos sentir genuinamente realizadas e conectadas com a vida que sempre desejamos.

Agora é a hora de se colocar em primeiro lugar e descobrir que você tem todo o poder dentro de si. Tenho certeza de que Cristina é a pessoa certa para guiá-la nesse caminho que a fará perceber que você foi feita para o amor. Desejo, do fundo do meu coração, que você adote essa prática em sua vida.

Boa leitura!

Rosely Boschini
CEO e publisher da Editora Gente

Enquanto escrevia este livro, perdemos Marília Mendonça.
Dedico-o a ela por ter ensinado muitas mulheres a reconhecer
seu próprio valor, sua força e como é importante se amar.

★ ★ ★

Dedico também ao meu autoamor,
que me deu a força para passar pela noite escura da alma.

AGRADECIMENTOS

Primeiramente, gostaria de agradecer à Rosely Boschini, que foi minha mentora na Imersão Best-Seller, e transformou em realidade o meu sonho de escrever este livro sobre autoamor.

Ao meu querido amigo, João Bogado, uma amizade inspiradora e transformadora em minha vida, fruto da Imersão Best-Seller.

À minha terapeuta, Carla Almeida, por ter me acolhido e me dado a mão para eu encontrar o meu autoamor.

À Fabrícia Meneghini, por ter cuidado de mim e me encorajado a um encontro mais profundo comigo mesma, gratidão ao universo pelo nosso encontro.

À Daniele Brito, que foi uma das grandes apoiadoras do livro e uma nascente de fontes ricas de informação.

À minha amiga, Cacau Peres, por ter sido um incentivo nas horas de maior desânimo.

Ao meu amigo de infância, irmão de vida, Otávio Dias, por me ajudar a construir a minha imagem de autoamor.

Aos meus pais, pelo fluxo de vida que trago em mim e por me amarem como sou.

Prefácio — 14

Introdução — 18

1. De repente isolada — 22

2. O náufrago em si mesma — 26

3. O que aprendemos a ignorar — 30

4. O segredo para a felicidade está aí dentro — 38

5. Autoamor — 44

6. Autoconhecimento — 52
Auto-observação — 55
Autoconfiança vs. Autoengano — 59
Autodomínio — 63

7. Autopertencimento — 68
Autopertencimento — 76

SUMÁRIO

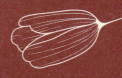

8 Autoestima — **88**
Autoestima nos relacionamentos amorosos — 98
Baixa autoestima profissional — 100
Baixa autoestima familiar — 103

9 Autoperdão — **108**

10 Autocompaixão — **116**
Como vencer a autocrítica? — 119
Desenvolvendo a compaixão e autocompaixão — 122
Da punição ao elogio — 124

11 Autoconfiança — **126**
Síndrome da impostora — 132
Insegurança nos relacionamentos — 135

12 Autocuidado — **138**
30 Atividades de autocuidado — 148

13 Automotivação — 150
- A procrastinação — 154
- O propósito — 158
- Plano/ideias — 158
- Decisão — 161

14 Autorresponsabilidade — 162
- Autorresponsabilidade profissional — 166
- Desenvolvendo a autorresponsabilidade — 166
- Autoeficácia — 168

15 Ative essa engrenagem — 170

16 Exercícios de autoamor — 174
- Uma semana de autoamor — 175
- Exercícios práticos de auto amor por 30 dias — 177
- Exercícios de autoamor após o fim de um relacionamento — 180
- Roda do Autoamor — 184

Conclusão — 186

NOS MOMENTOS DE
DIFICULDADE DE MINHA VIDA,
LEMBREI-ME QUE
NA HISTÓRIA DA HUMANIDADE
O AMOR E A VERDADE
SEMPRE VENCERAM.

MAHATMA GANDHI

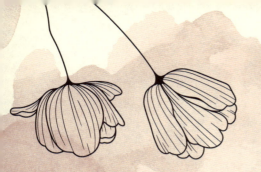

PREFÁCIO

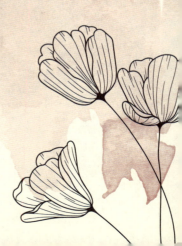

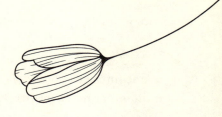

O ser humano, desde sempre, está muito acostumado a buscar validação externa. E essa busca constante cria uma triste dependência. Precisamos saber o que os outros pensam sobre nós, sobre nossas atitudes, sobre o trabalho que realizamos. Atualmente, com a ascensão das redes sociais, isso só aumentou. Os minutos após a publicação de uma foto no Instagram são, obrigatoriamente, de espera pelos *likes* e comentários dos amigos. E essa validação, ou a falta dela, costuma influenciar diretamente na nossa autoestima, na maneira como nos sentimos em relação a nós mesmos.

Com este livro, Cristina Biscaia vem para lhe mostrar que não podemos deixar isso acontecer. Quando você vive na dependência de aprovação externa, acaba anulando as próprias vontades, deixando de fazer as coisas que gosta e lhe dão prazer em detrimento daquilo que os outros dizem ser melhor, de ter atitudes que sejam agradáveis ao outro. As consequências disso na vida de uma mulher podem ser desastrosas.

Em meu livro *O poder da autorresponsabilidade*, que Cristina cita brilhantemente, eu já defendo que nós não podemos controlar o mundo, mas podemos controlar nossa vida. Da mesma maneira, você não pode controlar o modo como os outros a veem ou se relacionam com você, mas, por meio do autoamor, você pode controlar o modo como se relaciona consigo mesma e as escolhas que faz, o que refletirá positivamente nos relacionamentos que constrói. Isso é ser autorresponsável.

Como diz Cristina, "quando estamos em desarmonia com nosso autoamor e nossa autoestima, acabamos por nos sentir vítimas de tudo o que acontece na nossa vida. Culpar os outros nos tira a chance e o poder de dominar nossa própria vida e conduzi-la da melhor forma possível". Suas escolhas devem ser feitas exclusivamente por você e levar em consideração o seu bem-estar e as consequências que trarão para sua vida em primeiro lugar. E você é a única pessoa que pode fazer isso por si mesma.

A autorresponsabilidade é apenas um dos passos do método proposto por Cristina para alcançar o autoamor, mas eu acredito que a decisão, por si só, de se amar já é um enorme ato de autorresponsabilidade. Nesse caminho, inteligência emocional é essencial, e é isso que a construção do autoamor vai lhe proporcionar.

O primeiro passo, você já deu. A escolha de ler este livro é o início do caminho para o autoamor. A primeira decisão tomada por você para mudar a própria vida e a maneira de se relacionar consigo mesma. E tenho certeza de que, depois desta leitura, você ainda vai tomar muitas decisões de autorresponsabilidade, de autocuidado e de autoamor.

Boa leitura!

Paulo Vieira
Criador do Método CIS e autor best-seller

Nesse caminho, inteligência emocional é essencial, e é isso que a construção do autoamor vai lhe proporcionar.

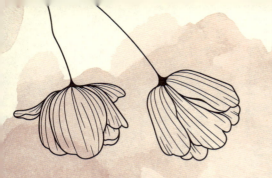

INTRODUÇÃO

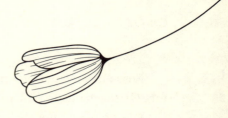

Ao abrir este livro, você tomou uma decisão muito importante para a sua vida: a atitude de se amar mais! E eu sei, por já ter percorrido esse caminho, que essa não é uma atitude fácil, mas é necessária para que possamos seguir a nossa jornada com o coração mais leve, alegre e pleno.

Talvez, se nos conhecêssemos pessoalmente, eu seria sua amiga, uma pessoa em quem você poderia confiar e para quem confidenciaria seus medos, suas fragilidades. Ainda assim, à distância, espero que, nestas páginas, você se sinta acolhida em um ambiente seguro que possibilitará que você eleve sua autoestima e encontre forças para romper com aquilo que não está lhe fazendo bem neste momento.

Tenho certeza de que juntas, nestas páginas amigas, faremos uma caminhada linda para que, ali, ao final, na última página, você, assim como eu, tenha a transformação desejada e encontre a força necessária para adentrar uma nova realidade, mais colorida, mais iluminada e recheada de amor por si mesma, pelos outros e pela vida!

Quando pensei em escrever este livro, tinha como ideia inicial falar das dores do amor e dos relacionamentos. Pretendia buscar respostas para a famosa pergunta: "por que sofremos por amor?" e compreender como seria possível parar de viver dessa maneira, com tanto sofrimento, e começar a viver o lado bom do sentimento. Afinal, buscamos o amor para sermos felizes, não para compor uma canção sertaneja de sofrência (quem aí nunca sentiu essa dor?).

Nesse mesmo período, no entanto, participei de um curso da Editora Gente chamado "Imersão Best-Seller" em que a Rosely Boschini, CEO da empresa, me abriu a mente sobre o que eu realmente estava buscando construir. Ali, enxerguei em mim mesma uma questão ainda mais profunda do que sofrer por amor e relacionamentos: tudo o que eu estava construindo estava conectado com o autoamor, esse mesmo, que a gente costuma esquecer de exercer, e eu mesma não via isso com clareza na época.

De lá para cá, me aprofundei nesse tema e fiz um percurso de amadurecimento que me trouxe muito conhecimento e autoridade em relação ao assunto. Vivi uma história de despertar para o autoamor que mudou a minha carreira, a minha energia, a minha vida toda, e eu não poderia deixar de entregar a melhor experiência para você, leitora, aqui nesta obra. Em minhas buscas por construir o melhor material possível, me deparei com uma verdade incontestável: tudo acontece no momento certo. E, se este livro está em suas mãos, significa que é o seu momento de também fazer essa jornada.

Nestas páginas, vou ao seu lado, acompanhando a sua evolução, o seu despertar para a vida que deseja viver, hoje e sempre, uma vida plena de amor.

Tudo acontece no momento certo. E, se este livro está em suas mãos, significa que é o seu momento de também fazer essa jornada.

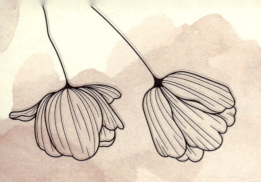

1
De repente, isolada

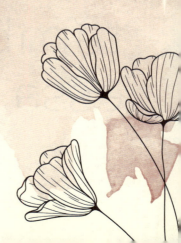

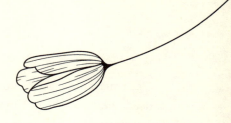

Em 2019, comecei a minha trajetória de escrita sobre o amor e sua necessidade na vida de todos, era o rascunho deste livro. Ali, eu já via a necessidade de abordar essa questão tão importante diante de uma sociedade completamente falida nesse aspecto que eu enxergo como fundamental para o nosso bem-estar físico e mental.

Que atire a primeira pedra quem nunca sofreu por conta do amor. Seja pelo outro, por si mesma ou pela dificuldade de senti-lo. Em algum momento, todas nós já sentimos aquele aperto dolorido no peito por estar em uma relação falida, em conflito com si mesma e levando uma vida aparentemente vazia.

Essa sensação de impotência, de solidão e isolamento é tão forte que, diante dela, ou afrouxamos e desistimos de tentar conquistar uma vida mais feliz ou então lutamos contra a sensação e nos fechamos para o mundo. Em um caminho ou no outro, no entanto, a sombra obscura continua ao nosso redor, sugando nossas energias, nossa luz, nossa plena existência.

Diante disso tudo, eu precisava me movimentar e entregar às pessoas uma saída para esse problema, um caminho que eu encontrei a muito custo e que se revelou ser uma estrada dourada rumo à vida que todas deveríamos ter: uma realidade ensolarada, aquecida, pulsante. Porém, o que eu não imaginava ao começar este livro era o que aconteceria poucos meses depois, uma questão que paralisou não apenas a minha escrita, as minhas pesquisas, mas o mundo todo.

Em março de 2020, adentramos um longo período na pandemia causada pela covid-19. Um vírus que tirou muitas vidas, muitos trabalhos, acabou com diversos relacionamentos, desequilibrou muitos lares e deixou muitas sequelas.

Em particular, vivenciei inúmeras perdas que me colocaram em uma posição de vulnerabilidade que jamais havia experimentado. Fiquei sem meu emprego, que era de onde tirava o meu sustento, consequentemente passei por períodos de escassez financeira, os projetos de roteiros que poderiam estar acontecendo ficaram parados e vivenciei o término de um relacionamento com uma pessoa com a qual pensei que passaria o resto da minha vida. Praticamente gabaritei as consequências dessa doença odiosa e fiquei com a sensação de que derrubaram o meu cais, onde eu havia fincado o meu porto seguro. No isolamento físico que fomos obrigados a viver, fiquei ainda mais sozinha e, como a maioria das pessoas, experimentei momentos de angústia, ansiedade, tristeza e depressão.

Segundo a Organização Mundial de Saúde (OMS), antes da pandemia, o Brasil já era o país mais ansioso do mundo e, também, apresentava a maior incidência de depressão da América Latina, impactando cerca de 12 milhões de pessoas.[1] Talvez, com a pandemia durando muito mais que o esperado, esses números possam ter aumentado.

Um estudo realizado na UFJF, intitulado "Saúde mental na pandemia do *Coronavirus Disease* 2019 (COVID-19): um estudo brasileiro", apresentou dados ainda mais alarmantes. "Encontramos uma parcela significativa de sintomas de depressão entre os participantes (92,2%), além de 51% apresentarem sintomas de ansiedade e 52% sintomas de transtorno de estresse pós-traumático",[2] afirma a pesquisadora Fabiane Rossi. De acordo com ela, os dados juiz-foranos são similares aos nacionais.

No olho desse furacão, olhei ao meu redor e enxerguei que não estava sozinha nessas emoções e sentimentos. Talvez, você que está lendo

---

[1] PANDEMIA aumenta casos de depressão e ansiedade no Brasil!. **Nossa Saúde**, 2 mar. 2021. Disponível em: https://www.nossasaude.com.br/dicas-de-saude/pandemia-aumenta-casos-de-depressao-e-ansiedade-no-brasil/. Acesso em: 28 dez. 2021.

[2] ÍNDICE de pacientes com sintoma de depressão ultrapassa 90% na pandemia. **UFJF Notícias**, 7 abr. 2021. Disponível em: https://www2.ufjf.br/noticias/2021/04/07/indice-de-pacientes-com-sintoma-de-depressao-ultrapassa-90-na-pandemia/. Acesso em: 27 dez 2021.

este livro agora, estivesse junto comigo, travando uma luta interna consigo mesma, dia após dia. Pode ser que você esteja vivendo uma realidade parecida agora. E é por isso que este livro, depois de março de 2020, se tornou ainda mais urgente.

> No isolamento físico que fomos obrigados a viver, fiquei ainda mais sozinha e, como a maioria das pessoas, experimentei momentos de angústia, ansiedade, tristeza e depressão.

É muito triste perceber que muitas de nós vivíamos no automático para cumprir um checklist que pensávamos que faria de nós pessoas bem-sucedidas e felizes. Tínhamos milhões de seguidores, curtidas, fazíamos postagens de viagens para mostrar o quanto estávamos bem, mas, lá dentro, no âmago, alguma coisa parecia gritar: "o que, disso tudo, eu faço realmente por amor a mim?" A pandemia só trouxe um foco maior para nossas questões existenciais, mas muitas ainda seguem sem resposta.

Muitas vezes, a busca por esses estímulos externos tenta nos afastar desse olhar para o que nos falta internamente, algo que não conseguimos identificar com facilidade. Com frequência, perceberemos que esse vazio tem nome: falta de autoestima, autoconfiança, autodomínio e autoconhecimento. Traçamos milhares de metas que, se cumpridas, nos trarão uma completude, até que percebemos que o resultado é ilusório e passageiro. Tão logo riscamos uma meta atingida, a sensação do vazio pode voltar a aparecer ou aumentar.

Olhar para dentro é a grande resposta para a maioria das nossas perguntas. O autoconhecimento nos ajuda a identificar o vazio, de onde ele vem e qual percurso trilharemos para que ele deixe de existir. Tudo o que lhe falta está dentro de você, mas entender isso não é um processo fácil.

Como diria Nietzsche: É preciso aprender a amar-se a si próprio com amor sadio, a fim de aprender a suportar-se [...] e a não vaguear fora de si mesmo.[3]

---

[3] É preciso aprender a amar-se a si. **Pensador**. Disponível em: https://www.pensador.com/frase/MTQ5Mzk4Mg/. Acesso em 27 dez. 2021.

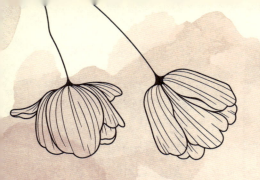

2
O náufrago em si mesma

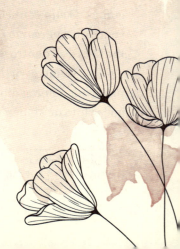

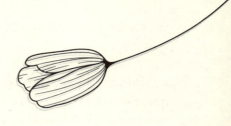

Acredito que, se existe uma imagem capaz de pintar essa sensação de solidão pela qual fui acometida, é a do filme *Náufrago*,[4] clássico com o Tom Hanks. Muitas vezes, quando algo nos acontece e nos sentimos sozinhas e abandonadas, acabamos caindo em um limbo em que ficamos completamente sem direção.

Olhamos para um lado e para o outro, e não parece existir uma única boia salva-vidas na qual possamos nos apoiar. Tudo o que existe ali é uma ilha deserta, selvagem, que precisaremos desbravar para sobreviver. E essa ilha é a nossa própria vida.

Seja por falta de amor dos pais, por uma separação brusca de alguém muito amado, por uma demissão, por uma solidão há tanto instaurada que já nem sabemos mais qual foi a origem, quando nos vemos desamparadas, somos obrigadas a seguir em frente, e isso parece muito difícil. Levantar da cama sem um motivo é uma dor profunda que vai nos sugando o dia todo, e acabamos exaustas, acabadas, mesmo após um dia que, para outros, não pareceu tão difícil assim.

Nas redes sociais e no grupo familiar, nossos conhecidos parecem viver plenamente, e não há quem não dê aquela espiadinha no *feed* e se pergunte: "por que eu não tenho essa sorte?" ou então: "por que eu não sou como ela?", enquanto isso vamos evitando olhar no espelho porque não suportamos o reflexo que aparece ali.

---

4 NÁUFRAGO. Direção: Robert Zemeckis. EUA: ImageMovers Digital; Playtone, 2000. DVD (144 min).

Durante a pandemia, foi difícil me enfrentar, mas houve dias em que, de repente, sem motivo, eu sentia uma esperança, uma vontade de viver e ser alegre. O problema era que essa energia acabava assim como havia chegado, sem mais nem menos, me deixando novamente desanimada. Às vezes, era como se as paredes da minha casa me trancafiassem em uma prisão inviolável enquanto eu via a vida passar sem que eu a vivesse.

> Levantar da cama sem um motivo é uma dor profunda que vai nos sugando o dia todo, e acabamos exaustas, acabadas, mesmo após um dia que, para outros, não pareceu tão difícil assim.

Se eu quisesse abraçar alguém, precisava ser a mim mesma. Comecei a falar sozinha (lembra do querido Wilson, a bola de vôlei colega do Tom Hanks no filme? Pois é!). Eu precisava cozinhar para mim, tomar banho, organizar a casa, buscar um novo emprego, e não tinha forças.

E, sejamos sinceras aqui, por mais que você tenha companhia em casa (pais, irmãos, colegas) e por mais que você tenha uma vida social ativa (frequente bares, cinemas, viaje), chega um momento em que o que sentimos internamente não faz sentido para as outras pessoas e, por mais que elas nos amem e se preocupem conosco, não parece ser suficiente.

Sei que isso pode soar ingrato, mas também sei que é um sentimento verdadeiro. Nessa minha caminhada, descobri que existem momentos em que é a força de nossas pernas que precisa nos erguer, porque não importa quantas mãos amigas você tenha a sua disposição, a decisão de sair do buraco, espanar a poeira e se levantar precisa partir primeiro de você.

Nesse sentido, demorei um pouco para perceber que era a hora de buscar forças e, como já havia feito antes na vida, renascer como uma fênix (ainda que essa alusão já esteja meio batida). Se o meu cais havia sido derrubado, eu precisava cair na água e conseguir sobreviver. E foi assim que pulei em uma canoa improvisada e comecei a remar. Eu precisava encontrar, dentro de mim, a fonte da minha motivação; eu precisava lutar por mim mesma.

E foi o que fiz. E convido você a fazer o mesmo neste exato momento se, de alguma maneira, se sente em uma situação semelhante à minha: procurando por um caminho mais iluminado do que o que está seguindo no momento, por um pouco de ar fresco, por um sorriso no fim do dia em vez do cansaço físico e psicológico.

Sabe, a pandemia foi um processo de muita aprendizagem para todas nós. Não existe uma pessoa sequer que não tenha sido tocada por esse período que trouxe tantas mudanças para a nossa vida nos mais diversos sentidos. O que enxerguei, porém, foi que esse período apenas intensificou algo que já estava presente em nossas vidas, mas camuflado, e que, quando o mundo parou, se tornou tão evidente que foi impossível continuarmos ignorando. Quando as distrações sumiram, quando o compromisso para com os outros foi sobrepujado pelo isolamento físico, quando o chegar tarde em casa perdeu o sentido, fomos obrigadas a encarar o grande elefante no meio da sala, e ele estava nos encarando de volta.

No entanto testemunhamos uma virada nessa situação: as vacinas chegaram, o mercado voltou a se abrir, as pessoas voltaram a sair, a viajar, a retomar seus empregos perdidos, a conhecer novos amores. Mas será que a situação melhorou? Infelizmente, não. Como apontei acima, o período de isolamento que vivemos apenas mostrou as cartas que já estavam sobre a mesa. Seguimos vivendo essa realidade de que falta alguma coisa para a vida ser completa, para realmente nos sentirmos realizadas com quem somos, com o que temos e com como vivemos. A única questão é que agora os filtros estão disponíveis novamente, mas eu pergunto: você deseja viver tapando o sol com a peneira, fingindo que não está se queimando, ou deseja mudar logo essa situação e encontrar sombra e água fresca?

Eu me cansei de segurar essa peneira, tomei uma decisão e encontrei o caminho para o meu oásis, e estou disposta a mostrar, nas próximas páginas, como você pode fazer o mesmo. Vamos lá?

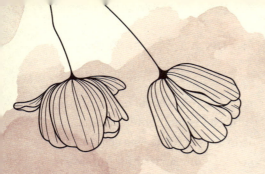

3
O que aprendemos a ignorar

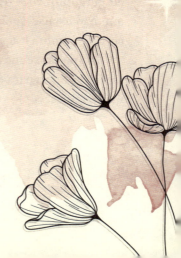

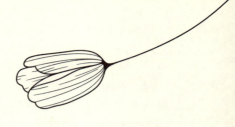

Existe um aspecto bastante obscuro na nossa cultura que é o seguinte: aprendemos a seguir sorrindo mesmo quando tudo está desmoronando. Até mesmo os estrangeiros falam isso dos brasileiros: somos um povo feliz mesmo diante da miséria. Mas até que ponto essa felicidade é real e até que ponto é uma fuga da realidade que desmorona ao nosso redor? Depois, quando não aguentamos mais fingir sorrir e desmoronamos, chegam os dedos apontados: "você é fraca demais"; "tem gente que vive situação muito pior que a sua e nem por isso está reclamando"; "como você pode chorar de barriga cheia?"; "se quiser mudar, basta mudar de atitude"... e, na hora que os ouvimos, parece que esses julgamentos realmente fazem sentido, certo?

Ah, mas nem todo mundo é assim! Por outro lado, se você se torna alguém que bate no peito e diz com todas as letras "eu sou uma pessoa FODA!"; "eu sou incrível"; "eu sou inteligente"; "eu sou capaz"; os dedos vão apontar para você e dizer "abaixa a bola"; "para de ser metida"; "sua arrogante"... e muitas vezes podemos até seguir batendo no peito, mas cada vez com mais dor, medo ou raiva do que pensarão de nós.

Você consegue perceber como desde pequenas somos ensinadas a ser fortes, resilientes, a camuflar as fraquezas, sorrir e seguir em frente, mas ninguém nunca nos ensinou a verdadeiramente curar as feridas, só nos ensinaram a olhar para o outro lado? Seja de um lado ou de outro, sempre há um dedo em riste dizendo como você deve buscar a humildade, a coragem, a vergonha.

E nesse troca-troca de máscaras para nos adaptarmos ao que exigem de nós, vamos nos tornando adultos que não se conhecem, que não sabem o que preferem, desconhecem seus verdadeiros gostos, sua verdadeira vocação.

Por anos a fio somos programadas a esconder o Eu ali dentro, sem nunca aprender que é ele a essência de quem somos e o único caminho para a verdadeira felicidade.

Esse assunto foi o tema central do livro *Felicidade feminina: uma escolha possível com práticas da psicologia positiva*,[5] da autora Renata Abreu. Por que é tão difícil para as mulheres encontrarem a felicidade? A autora defende que, historicamente, as mulheres foram ensinadas a buscar a perfeição, e isso lhes trouxe uma autocobrança exagerada e, muitas vezes, até mesmo cruéis. Nós mulheres nos tornamos juízes implacáveis das nossas próprias vidas.

Dentre as muitas causas dessa infelicidade, Rosayne Macedo[6] chama atenção para as seguintes:

1. **AUSÊNCIA DE INTELIGÊNCIA HORMONAL** (desconhecer o próprio corpo): muitas mulheres têm pouco conhecimento de como os hormônios podem influenciar a estrutura dos seus pensamentos. Ter consciência de como os hormônios afetam seu corpo é ter mais autoconhecimento e ter autodomínio frente a determinadas situações.
2. **FALTA DE RECONHECIMENTO**: uma das pautas mais sensíveis no que diz respeito à igualdade de gênero é a desigualdade salarial entre homens e mulheres, além do fato de que mulheres têm menor probabilidade de ocupar cargos de liderança.

---

[5] ABREU, R. **Felicidade feminina**: uma escolha possível com práticas da psicologia positiva. 1 ed. São Paulo: Editora Leader, 2017.

[6] MACEDO, R. Mulheres estão mais infelizes, ansiosas e estressadas. **Vida & Ação**, 11 mar. 2018. Disponível em: https://www.vidaeacao.com.br/mulheres-estao-mais-infelizes-ansiosas-e-estressadas/. Acesso em: 5 nov. 2021.
POR QUE é normal que as mulheres se sintam cada dia mais infelizes. **Toda Mulher**. Disponível em: https://www.todamulher.com.br/comportamento/por-que-e-normal-que-as-mulheres-se-sintam-cada-dia-mais-infelizes-e-o-que-fazer/. Acesso em: 4 nov. 2021.

3. **BUSCA POR PERFEIÇÃO**: a busca pela perfeição talvez tenha ganhado patamares ainda mais rigorosos para as mulheres modernas. Ela vem da falsa sensação de que se pode abraçar o mundo e atender as suas demandas com primazia. Assim, ao não conseguirem dar conta de tudo, as mulheres têm a sensação de estarem sempre falhando.
4. *OVERWORK* **E SUCESSO A TODO CUSTO**: fomos invadidas pela positividade tóxica, acreditando que ela estimula nossa eficiência, resiliência e produtividade, mas é importante traçar limites realistas. O *overwork* é o costume de trabalhar além das próprias forças, comum ao universo feminino, no acúmulo de funções profissionais e familiares.
5. **AUMENTO DO ESTRESSE**: o predomínio da depressão entre mulheres tem caráter genético e hormonal. Entretanto também está ligado ao maior envolvimento emocional que acontece entre elas e as pessoas que estão ao redor, com as quais se preocupam.
6. **BELEZA IMPOSSÍVEL**: estudos apontam que a vergonha com o próprio corpo pode estar enraizada na psique e gera vergonha e complicações em outras áreas da vida, como na sexualidade, na maternidade e até mesmo na habilidade da mulher de falar e se posicionar com autoconfiança. Segundo o pesquisador Jean Lamond, da Universidade Bucknell,[7] essas exigências têm adoecido muitas mulheres. Por outro lado, diversas pesquisas apontam que a beleza não tem correlação com a felicidade. Pessoas felizes têm mais probabilidade de perceber tudo à sua volta de maneira mais positiva e otimista, incluindo a própria aparência, como a autora do livro nos explica.
7. **AS CRENÇAS SOBRE PRAZER E FELICIDADE:** Mulheres costumam fazer escolhas erradas, baseadas nos mitos da felicidade, e acabam ampliando a eterna sensação de vazio.

---

7 ADAMS, R. Vergonha do corpo pode deixar as mulheres seriamente doentes. **Exame**, 31 ago. 2015. Disponível em: https://exame.com/tecnologia/vergonha-do-corpo-pode-deixar-as-mulheres-seriamente-doentes/. Acesso em: 28 dez. 2021.

O PODER DO AUTOAMOR

> Costumamos acreditar que "seremos felizes quando" ou "eu não poderia ser feliz se".

Esse padrão de felicidade feminina foi ensinado e cultuado historicamente por décadas e décadas nas mais diversas civilizações, representando um universo de mulheres oprimidas e infelizes por fatores que, muitas vezes, não podiam controlar. A ideia de que uma mulher só é mulher de verdade se gerar uma vida faz com que aquelas mulheres que não podem ter filhos se sintam prematuramente condenadas a serem infelizes.

A ideia da felicidade feminina como forma de empoderamento da mulher perfeita pode fazer ecoar esse vazio do autoamor, que passa a ser crucial em nossas vidas.

O que pude perceber ao longo do meu período de estudos e pesquisas é que a maioria das pessoas parece ter crescido com esse sentimento muitas vezes em falta, desenvolvendo no lugar a capacidade de amar os outros mais que a si mesma. Um dia, eu já não confiei em mim, não me aceitava ou tinha dificuldades em aceitar os talentos que possuía e, ao deixá-los de lado, acabava por abandonar a mim mesma. Já amei pessoas que, muitas vezes, não valorizaram meus sentimentos, algumas vezes, pouco retribuíam, isso quando não me destratavam. Como me amava pouco (ou não me amava), aceitava as migalhas de afeto que recebia e que me mantinham ciscando e olhando para baixo em vez de olhar para o céu e voar. O céu, esse lugar de liberdade, deveria ser o lugar de todos nós!

> Há três coisas para as quais eu nasci e para as quais eu dou minha vida. Nasci para amar os outros, nasci para escrever, e nasci para criar meus filhos.
>
> O "amar os outros" é tão vasto que inclui até perdão para mim mesma, com o que sobra.
>
> Clarice Lispector[8]

8 LISPECTOR, C. As três experiências. **Portal da Crônica Brasileira**. Disponível em: https://cronicabrasileira.org.br/cronicas/5887/as-tres-experiencias. Acesso em: 28 dez. 2021.

Nas palavras de uma das maiores escritoras do nosso país, busco a inspiração para falar do amor. Sim, Clarice está certa: nascemos para amar aos outros. Na maioria dos casos, nossa vida é fruto do amor entre duas pessoas. É pelo amor que chegamos ao mundo, e ele é o verdadeiro combustível de nossa existência e o ensinamento maior de Deus.

Passamos a vida em busca desse amor que nos completará e, só então, nossa felicidade será plena. Esperamos que esse alguém preencha os espaços vazios que trazemos de uma vida inteira para que nossa completude seja alcançada. Talvez esse seja nosso primeiro grande equívoco: esperar sempre por algo fora de nós para nos sentirmos verdadeiramente felizes.

Essa matemática não fecha, essa dívida de amor que nos falta e é do passado não há como ser quitada no presente. Como alguém que está acabando de chegar será responsável por quitar uma dívida de afeto que trago há tanto tempo comigo? E, se temos esse saldo devedor afetivo, como podemos amar alguém positivamente?

Clarice pede perdão a si mesma, porque amar os outros é tão importante e tão grandioso que ela esquece de amar a si e fica com as sobras do que dá a eles. Nós, mulheres, nascemos com boa parte de nossa vida traçada, como quem precisa se adequar aos padrões do que é nosso dever fazer: amar o marido, amar os filhos. E boa parte da nossa existência é dedicada a essa família que, quase sempre, vem antes de nós mesmas.

Espera-se de uma mãe que cuide de um bebê recém-nascido, que o alimente antes de se alimentar. Porém, se ela não se alimentar, pode não ter forças para alimentá-lo. Esse gesto de amor consigo mesma pode ser a maior demonstração de amor ao filho, mas, à primeira vista, pode ser extremamente criticado e mal interpretado se o bebê estiver aos berros de fome. "Mãe desnaturada" deve ser o mais singelo dos adjetivos que podem surgir no julgamento de quem espera que o outro cumpra as expectativas do que nossa sociedade acha que é certo.

De certa forma, esse lugar de abnegação e sacrifício sempre nos foi reservado e, por esse motivo, somos nós que quase sempre estamos em falta com esse amor-próprio. Por uma razão histórica, a mulher primeiro ocupa o lugar de filha de seu pai, depois de esposa do marido e de mãe do seu filho. Seu lugar de referência está sempre ligado a uma figura masculina. Consequentemente, seu amor quase sempre é destinado a eles antes de a si própria.

    Você se lembra daquele mandamento cristão lá dá Bíblia "amar ao próximo como a ti mesmo"? Pois é, ele pode acabar nos pregando uma peça. Para podermos amar plenamente ao próximo, primeiro precisamos amar a nós mesmas. Precisamos nos colocar em primeiro lugar. Acontece que houve um pequeno equívoco na nossa criação, e em vez de amarmos a nós, direcionamos esse amor para o outro. E, sem perceber, estamos sempre colocando a eles e às suas prioridades antes das nossas. Devo amar a mim, daí amarei ao próximo do jeito certo. Em uma clara extensão do amor que nutrimos por nós mesmas, como reflexo virá o amor pelo pai e em seguida pelo irmão (o próximo). Se somos uma jarra de água vazia, como encheremos os copos das pessoas que amamos?

Que tal fazermos um exercício?
Liste aqui as 10 pessoas/trabalhos/hobbies ou coisas que você mais ama na vida:

1. _____
2. _____
3. _____
4. _____
5. _____
6. _____
7. _____
8. _____
9. _____
10. _____

Agora preste atenção em quantas coisas/pessoas você listou antes de colocar você? Você chegou a se colocar na lista? Talvez, você esteja em choque. Sim, eu entendo! Também fiquei quando me propus a fazer esse exercício. Estamos condicionadas a nunca nos incluir na lista do que mais amamos e do que é mais importante para nós. Chegamos a ficar com vergonha de nos amarmos, de reconhecermos nossas qualidades, talentos e aptidões. Aquelas que o fazem sempre ficam com fama de egoístas, metidas, arrogantes ou prepotentes.

Mais uma vez, os preceitos cristãos acabam nos impregnando de que exaltar-se é errado: "Pois todo o que se exalta será humilhado, e o que se humilha será exaltado" (Lucas, 14, 11). Quero deixar claro que sou católica, estudei a minha vida inteira em colégios religiosos e não tenho nada contra a doutrina católica e/ou cristã. Minha crítica é à interpretação que costumamos dar aos textos bíblicos.

Nesse cenário, reconhecer os próprios talentos e ter a coragem de se amar chega a ser um ato desafiador que muitas vezes é questionado. Precisei buscar apoio psicológico para aceitar e ter o direito de demonstrar meus talentos, pois me sentia um pouco deslocada e não concordava muito com esse modelo de "encolhimento".

É hora de mudar os paradigmas de tudo o que diminuiu o seu tamanho, seu amor por você, seus sonhos e a crença que você tinha sobre a necessidade de se esconder do mundo, por medo de ser apenas você. Dentro de uma mulher, há sempre uma grande mulher (esqueça aquela máxima que diz que atrás de um grande homem, há sempre uma grande mulher). Encontre a leoa dentro de si, um animal forte e poderoso que pode ter a força que quiser.

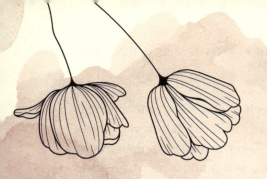

4
O segredo para a felicidade está aí dentro

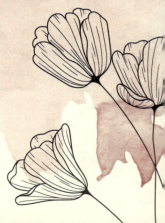

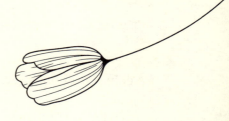

Como pudemos ver no capítulo anterior, algo que aprendi nos últimos anos foi que, na maioria das vezes, nos perdemos de nós mesmos para nos tornarmos capazes de nos doar mais aos outros e atender às suas expectativas. Como autora de novelas, estou acostumada a criar narrativas para que o outro seja protagonista da minha história, então parecia natural que eu não fosse a protagonista da minha vida, assim como é natural para muita gente que o marido, a mãe ou mesmo os filhos sejam a estrela do seu show.

Foi então que comecei a refletir sobre o talentoso Woody Allen, que escreve, dirige, narra e é protagonista dos próprios filmes, e faz todas as funções com maestria. Por que eu não poderia ser assim também? Veja, na vida, há espaço para você dirigir e estrelar o seu próprio show, para que seus filhos dirijam e protagonizem os deles, é assim com todas as pessoas. Foi então que decidi seguir o exemplo do Woody Allen e assumir o controle de minha vida. E é isso o que estou propondo para você agora.

Nesse processo, compreendi que nem sempre o amor que temos pelo outro é desmedido, muitas vezes é a falta de amor por si próprio que faz com que tenhamos a necessidade de nos debruçar sobre o outro. O excesso de doação faz parte de uma necessidade enorme de ser amada, reconhecida e validada por quem está de fora.

Porém, ao crescer, acabamos cortando nossa própria asa, interrompendo um voo que nunca nasceu, porque não aprendemos como nos alimentar do combustível primordial para essa viagem: o amor-próprio.

A definição de amor-próprio seria:[9]

"um estado de apreço por si mesmo que provém de ações que nos ajudam a crescer psicológica, física e espiritualmente"

Aliás, não gosto muito de usar o termo amor-próprio. Depois de muito refletir, ele me pareceu vago, sabe quando falta alguma coisa? A mim parece que ele se limita muito a apenas o amor que sentimos por nós mesmos. Sinto falta do auto, como costumamos usar em autocrítica e autoanálise. A ausência dele dificulta um pouco a compreensão de que o autoamor é tanto um sentimento quanto um exercício que precisa ser praticado; como algo que vem de fora para dentro... uma atitude consciente. Como se pudéssemos embrulhar todo o amor do mundo na forma de um presente, em cuja etiqueta estaria escrito:

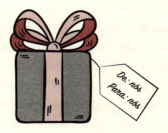

E é exatamente nesse ponto que descobri que mora o segredo: o autoamor deve ser um exercício diário para que a gente experimente uma vida feliz, realizada, conectada e amorosa.

Pode soar simples passar a gostar de si mesma diariamente, mas aprendi que muita gente sente dificuldade em dar o melhor de si para si mesmo. Eu mesma experimentei essas dificuldades, mas hoje encontrei um caminho que transformou minha maneira de viver, de experimentar o desejo pela vida.

Com o tempo, a prática do autoamor se torna um hábito, como escovar os dentes ou acordar cedo, e vai se tornando mais natural. No

---

9 BROTTO, T. Amor próprio: o que é realmente? **Psicólogo e Terapia**, 28 set. 2021. Disponível em: https://www.psicologoeterapia.com.br/blog/amor-proprio/. Acesso em: 27 dez. 2021.

O SEGREDO PARA A FELICIDADE ESTÁ AÍ DENTRO

entanto, no início, é preciso que você esteja disposta a firmar um compromisso consigo mesma: alcançar um futuro melhor do que o hoje.

O autoamor é muito mais que simplesmente se amar. Compreende uma infinidade de sentimentos dos quais nos privamos a vida toda:

- autoaceitação (ou pertencimento);
- autoperdão;
- autoconfiança;
- autocuidado;
- autoconhecimento.

Na verdade, o conceito de autoamor é complexo, até porque vem sendo pouco utilizado em nossa sociedade. Muitas pessoas podem até ter uma visão negativa sobre o tema, ainda que o autoamor não tenha nada de negativo, visto que engloba a autoaceitação, reconhecimento do autovalor, das próprias forças e capacidades e o seu direito de ser amada e tratada com respeito e gentileza.

Já a sua prática vai exigir força de vontade de sua parte, e como todo novo hábito a que nos propomos, deverá ser implementada em sua rotina um passo de cada vez, como em um jogo de tabuleiro. Em um dia você dará três passos para a frente, no outro pode voltar um para trás, mas a percepção de fazer algo positivo para si mesma, de cuidar de si e se colocar à frente de tudo e todos vai se mostrar tão poderosa em sua vida que no terceiro dia você estará com forças para andar mais cinco casas.

O Autoamor vai se tornar sua nova "alimentação saudável", afinal, o amor é um alimento, e se até aqui você viveu servindo banquete para os outros, agora é hora de se banquetear! Esse aprendizado, com certeza, fará você se sentir muito melhor e mais feliz consigo mesma. **O poder do autoamor** transformará a sua vida, como transformou, e segue transformando, a minha.

Escrever este livro exigiu um processo de auto-observação minucioso, que em muitos momentos foi doloroso, pois tive que rever inúmeras situações que vivenciei e que me colocaram em um lugar de pouco valor e me perguntei: se eu me amasse de verdade e com a mes-

Na vida, há espaço para você dirigir e estrelar o seu próprio show.

ma força com a qual amo os outros, teria me permitido viver aquilo? A resposta foi não!

Fiz um esforço e decidi que dedicaria minha escrita e minha voz para levar essa experiência para outras pessoas. Afinal, se aquilo que aprendi não puder ajudar e transformar a vida de outras pessoas, de nada terá valido. Vem comigo, vou te ensinar a praticar o autoamor.

Na leitura do livro, abordaremos o autoamor, o autoconhecimento, a autoaceitação, a autocompaixão e outras peças que se encaixam. Todas estão interligadas e conforme você gira uma chave, outra porta da sua consciência se abre, sempre em um movimento de expansão e de maior amor por si mesma.

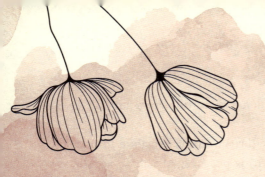

5
Autoamor

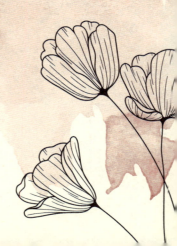

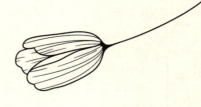

Certo dia, li um trecho do livro *Um retorno ao amor* de Mariann Williamson,[10] que se popularizou na internet como se fosse de autoria de Nelson Mandela. Independente de quem seja o verdadeiro autor do texto, foi nele que encontrei uma mudança de paradigma e uma filosofia de vida na qual eu verdadeiramente acreditava.

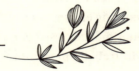

"NOSSO MAIOR MEDO – (NOSSA LUZ)"

Nosso medo mais profundo não é sermos inadequados. Nosso medo mais profundo é que sejamos poderosos além da medida.

É A NOSSA LUZ, NÃO A NOSSA ESCURIDÃO, O QUE MAIS NOS ASSUSTA.

Nós nos perguntamos: quem sou eu para ser brilhante, lindo, talentoso, fabuloso? Na verdade, quem é você para não ser? Você é um filho de Deus. O fato de você se fingir de

---

10 WILLIAMSON, M. **Um retorno ao amor**. São Paulo: Editora Francis, 2002.

> pequeno não serve ao mundo. Não há nada de esclarecido em encolher para que as outras pessoas não se sintam inseguras perto de você. Todos nós devemos brilhar, como fazem as crianças. Nascemos para manifestar a glória de Deus que está dentro de nós. Não está apenas em alguns de nós; está em todos. E quando deixamos nossa própria luz brilhar, inconscientemente damos permissão a outras pessoas para fazer o mesmo. À medida que nos libertamos de nosso próprio medo, nossa presença automaticamente libera os outros."

É a partir dessas palavras de Williamson que encontramos a força necessária para falar de autoamor e fazer dele um exercício diário de transformação na vida de qualquer pessoa. Com o passar do tempo, fui percebendo que as pessoas vivem boa parte das suas vidas sem encontrar a própria inteireza. Não se acham dignas de serem plenas. Como se só fosse possível atingir a plenitude em um outro plano espiritual.

Quando me refiro à plenitude, quero dizer que somos plenas quando nos aceitamos, quando trabalhamos com o que amamos, quando estamos felizes com o nosso corpo (sem ter que atender qualquer padrão) e quando vivemos relações que nos complementam e nos trazem felicidade.

Há uma bela canção do compositor Marcelo Jeneci que diz: "felicidade é só questão de ser".[11] Não deveria ser algo que chega em nossas vidas, de fora para dentro, que apenas exista pelo amor do outro. A busca pela felicidade tem que começar dentro de cada um de nós, para que o amor seja só a cereja do bolo, o ápice. Jamais a única e exclusiva razão de sua felicidade. Mas, infelizmente, é o que acaba acontecendo.

É preciso muita coragem para se AUTOAMAR em todas as esferas de nossas vidas. O objetivo deste livro é ajudá-la a identificar as razões do seu sofrimento, porque muitas vezes ela pode estar no outro

---

11 FELICIDADE. Intérprete: Marcelo Jeneci. *In*: FEITO para acabar. Rio de Janeiro: Slap, 2010. Faixa 1.

AUTOAMOR

e nas relações nas quais você recebe pouco amor, pouca atenção e reconhecimento. Mas, na verdade, é você que pode estar se amando pouco, e é hora de você mudar esse padrão de comportamento.

Para você, o que seria o autoamor?
Escreva nas linhas abaixo o que lhe vier à mente, sem nenhum tipo de julgamento.
Apenas deixe fluir:

_____
_____
_____
_____
_____
_____

    Como vivemos em uma sociedade regida pelo narcisismo secundário, como bem conceituou a psicanalista Maria Homem em seu curso "O amor nos tempos do eu", onde a exposição e promoção de si próprio se tornaram indicadores de sucesso, isso acaba por tentar construir uma ideia errônea sobre o autoamor.
    Lá atrás eu falei que me incomodava muito com a expressão "amor-próprio", mas vez ou outra ela vem a calhar, principalmente porque esse incômodo gera muita reflexão. E foi em um momento desses que me deparei com uma bela definição de amor-próprio dada pela Heloísa Capelas, uma pessoa maravilhosa que conheci na Imersão Best-Seller da Editora Gente e cujo trabalho passei a admirar tanto quanto a seus livros. A Heloísa diz que "o amor-próprio nos tira a expectativa de que o outro fará por nós; e em vez disso, passamos a entender que é nossa missão fazer o melhor por nós".

47

Luciana Dal Berto Rocha[12] nos traz que a autorrejeição, que nada mais é que a falta de amor-próprio, desencadeia vários desequilíbrios, como:

- drogas lícitas e ilícitas, jogos, dinheiro, poder, status, estética, que nunca serão o suficiente;
- toda vez que algum gatilho emocional é acionado nossa máscara cai e nos tornamos reativas e agressivas;
- tendemos a dar ao outro o que gostaríamos de receber. Achamos que estamos nos esforçando ao máximo e mesmo assim não somos correspondidas, o que acaba gerando uma sensação de vazio constante, que muitas vezes é preenchida com vícios.
- a solução para preencher o vazio, equilibrar as emoções, ter amor-próprio, é o autoconhecimento.

Já os benefícios de cultivar o autoamor são inúmeros, e alguns dos principais são:

- deixar de permitir que a culpa e a vergonha limitem suas habilidades, abrindo-se totalmente para a vida;
- parar de confundir timidez e rigidez com sua personalidade;
- parar de permitir que as paredes que você ergueu a impeçam de se expressar de maneira criativa e livre;
- conectar-se com outras pessoas de modo mais autêntico;
- parar de permitir que a dúvida e a autossabotagem a impeçam de ir atrás do que você quer;
- começar a viver a partir dos efeitos colaterais físicos e mentais da dúvida e da aversão por si mesma;
- começar a exalar confiança, humor e facilidade, permitindo que eles superem comportamentos de medo;
- reescrever seus pensamentos negativos e parar de se sentir presa dentro de sua mente;

---

12 ROCHA, L. D. B. Sentimento de vazio, culpa e auto rejeição tem uma solução. **CEMOPAR**, 17 jun. 2020. Disponível em: https://centromedicocuritiba.com.br/sentimento-de-vazio--culpa-e-auto-rejeicao-tem-uma-solucao/. Acesso em: 29 dez. 2021.

- desenvolver um relacionamento melhor com sua mente, aprendendo a ver os pensamentos de modo objetivo, sem se apegar a eles nem ser controlada por eles;
- aceitar e cuidar de si mesma, apesar de quaisquer erros ou falhas;
- tornar-se mais resiliente quando experimenta negatividade ou falha;
- aprender a confiar em si mesma e na sua intuição;
- desenvolver rotinas que pareçam alcançáveis e saudáveis.

Quando você tenta aumentar seu autoamor, olhando para o seu melhor em todos os tempos, você se sentirá melhor. A verdade é que pessoas que se amam apreciam o fato de ter um bom cuidado com o próprio corpo. Cuidar bem de você engloba praticar atividades físicas, ter uma alimentação balanceada e cuidar da saúde mental.

A minha definição de Autoamor é nutrir e aceitar a si mesmo no agora, independentemente de qualquer desejo de se inclinar para a vergonha, a culpa ou o medo. É o ato de continuar a se proteger dessa maneira indefinidamente, não importa o quanto você se sinta tentada a julgar as próprias falhas. O autoamor jamais será um estado de espírito eterno que chega um dia e a preenche como uma pílula mágica, ele é, na verdade, uma prática adquirida por repetição. É perceber que pode trazer, na sua mochila, uma caixa de ferramentas cheia de recursos que a ajudarão a aceitar suas limitações, que criarão um espaço para você se expressar e se curar e também trarão mais possibilidades para superar qualquer dificuldade que você possa vir a enfrentar.

Se você se sente muito distante dessa definição, saiba que é perfeitamente compreensível, muitas de nós lutamos para nos amar a cada dia. Isso porque aprendemos que prestar mais atenção aos nossos medos e falhas nos manterá seguras. Nossos medos nos dizem que estamos carentes de alguma forma e, cada vez que ouvimos isso, reforçamos e fortalecemos esse padrão de pensamento negativo.

Uma diferenciação importante que merece nossa atenção é que autoamor não tem qualquer similaridade com a vaidade e o narcisismo, na verdade são bastante opostos. O autoamor diz respeito a autoaceitação e autocompaixão, enquanto o narcisismo gira em torno de uma imagem obscura de si mesmo, o que leva a uma falta de compreensão sobre si e uma falsa imagem que é projetada para os outros, enquanto seu verdadeiro eu permanecesse escondido.

Normalmente, pessoas narcisistas simulam o amor e a empatia, são dotadas de uma generosidade vaidosa para que sejam ainda mais admiradas. Por fim, percebemos que até o amor por si mesmo que essas pessoas sentem é uma simulação. Isso porque elas não têm amor genuíno nem por si mesmas. E, consequentemente, a pessoa narcisista não tem amor por nenhuma outra pessoa. A demonstração de autovalor narcisista é inversamente proporcional à sua insegurança.

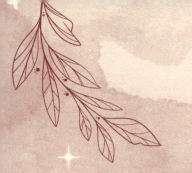

É preciso muita coragem para se autoamar em todas as esferas de nossas vidas.

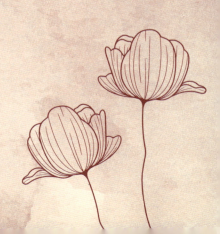

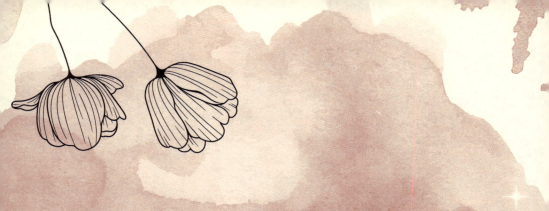

6
Autoconhecimento

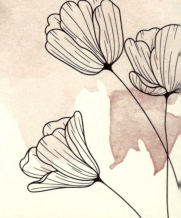

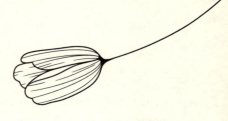

Socrátes já dizia *"conhece-te a ti mesmo e conhecerás o universo e os deuses. Não há sabedoria sem esse conhecer-se interior e sem as possibilidades que isso traz"*.[13] E é aqui que começa a sua jornada para o autoamor. Iniciaremos um caminho pelo qual a guiarei na tentativa de mudar os padrões de comportamento que impedem você de virar a chave da autorrejeição. Afinal, se não vivemos com todas as nossas potencialidades, significa que estamos rejeitando boa parte de nós mesmas.

Autoconhecimento, ou autoconsciência, é o primeiro passo para essa mudança, porque, se você não tem consciência daquilo que precisa ser modificado, não conseguirá trabalhar naquilo que merece seu esforço. Toda a sua jornada de mudança passará pelos estágios de autoconhecimento, reflexão, mudanças de padrões ao longo da sua jornada e integração com seu novo eu.

O autoconhecimento precisará demandar muita coragem, e uma boa dose de introspecção e, sobretudo, a mais cruel honestidade consigo mesma. Aqui encontraremos um dos maiores obstáculos de nossa caminhada, porque nem todo mundo está preparado para encarar suas sombras, falhas e defeitos. Mas é justamente ao olhar para eles que poderemos mudar tudo aquilo que nos impede de alcançar o nosso autoamor.

---

13 CONHECE a ti mesmo. Wikipédia. Disponível em: https://pt.wikipedia.org/wiki/Conhece_a_ti_mesmo. Acesso em: 27 dez; 2021.

Será necessário um olhar minucioso para dentro de si, analisar seus comportamentos, pensamentos e valores e colocá-los sob um julgamento imparcial, tentando ser o mais objetivo possível. Será preciso ser capaz de admitir onde estão seus erros e o que lhe falta, independentemente de quão desconfortável isso possa ser. Não é fácil... mas você consegue!

Nesse caminho, pode ser valioso você contar com a ajuda de parentes e amigos que poderão contribuir com sua busca de autoconhecimento ao lhe apresentarem uma série de críticas construtivas, de modo gentil e tranquilo, permitindo que você olhe para alguns pontos que, sozinha, talvez, não fosse conseguir. É preciso fazer uma diferença entre essa crítica construtiva e aquelas que fazem você desistir de buscar seus sonhos e fraquejar no seu autoamor, tentando te convencer de que você não é boa o suficiente.

É necessário também fazer uma reflexão da sua vida e do seu passado e como algumas de suas atitudes afetaram o resultado da vida que você leva hoje; falaremos disso no capítulo da autorresponsabilidade. Assim, que você tiver concluído sua reflexão, olhando com parcimônia para o lado positivo e negativo das suas ações, você será capaz de se mover para o próximo nível.

Provavelmente, caso tenha encontrado em seus pontos negativos sentimentos como baixa autoestima, desvalorização e falta de autoconfiança, eles podem ter se originado na sua infância, e isso pode fazer com que você tenha mais dificuldade de identificá-los sozinha. Entretanto, se você conseguiu identificar que pode ter um desses problemas, é hora de mexer fundo na raiz deles e trabalhar isso na terapia. Li uma frase nessas citações que passam nas redes sociais: "você não precisa de terapia, você merece." Através desse processo, você terá mais recursos para olhar a si mesma.

Mudança de padrão ao longo da jornada significa que algumas mudanças não acontecerão sozinhas e em um estalar de dedo, tudo muda. A mudança, para ser sólida, precisa ser contínua e repetitiva. Afinal, velhos padrões podem voltar a qualquer momento se não estivermos atentos. A reflexão e a mudança andarão de mãos dadas por um longo e cansativo caminho, mas o autoconhecimento leva ao crescimento e como bem dizem: crescer dói.

Segundo Eduardo Giannetti:[14] *"a busca do autoconhecimento e o princípio da moderação apresentam forte complementariedade. Há uma profunda relação interna entre eles. O homem que conhece a si mesmo reconhece os próprios limites e, portanto, não exorbita da sua capacidade ou condição".*

Pessoas moderadas e equilibradas costumam ter um profundo grau de integração consigo mesmas e nessa alquimia jamais tentarão ser o que não são nem vir a se cegar pelas próprias paixões.

Giannetti, ainda nos ilumina sobre os que evitam essa viagem de autodescoberta: *"O auto desconhecimento, ao contrário, favorece o excesso. A superestimação de si mesmo, a inflamação do acreditar e a concentração excessiva do querer revelam que o indivíduo está de alguma forma fora de si, ou seja, perdeu o pé da sua realidade interna".*

AUTO-OBSERVAÇÃO

O autoexame é a implacável observação dos próprios pensamentos, é uma experiência árdua e devastadora. É capaz de causar estragos ao ego mais inflexível e teimoso.[15]

Para conhecermos o autoamor, precisamos viver uma intensa experiência de auto-observação, ela será a chave para nossa cura interna. Buda foi o verdadeiro exemplo da auto-observação, conheceu todas as nuances do seu corpo e da sua mente para poder conhecer a origem do sofrimento humano. Aliás, acho que todos nós gostaríamos de atingir a plenitude da iluminação, assim como Buda.

Mas como poderíamos definir a auto-observação? A auto-observação é o mapeamento de todos os nossos sentimentos e emoções para que possamos atingir uma mobilização saudável e inteligente de todos os nossos recursos e habilidades. É por meio desse exercício

---

14 GIANNETTI, E. **Autoengano**. 1. Ed. São Paulo: Companhia das Letras, 2005. p. 66.
15 PARAMAHANSA, Y. **Autobiografia de um iogue contemporâneo**. Rio de Janeiro: Sextante, 2006. p. 64.

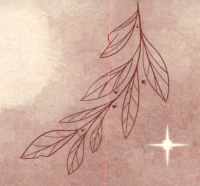

A mudança, para ser sólida, precisa ser contínua e repetitiva.

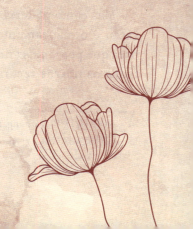

AUTOCONHECIMENTO

que conseguiremos abrir nossos portais para o despertar da nossa plenitude e paz interior.

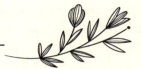

> ### A AUTO-OBSERVAÇÃO PODERÁ TE AJUDAR SE FOR CONDUZIDA DA SEGUINTE FORMA:
>
> O que pensamos? Como pensamos?
> Por que pensamos de determinada forma?
> O que sentimos? Como sentimos?
> Por que sentimos dessa forma?
> O que fazemos?
> Como e por que atuamos de determinada maneira?

Nossa vida é uma repetição diária de eventos cotidianos, pensamentos, palavras, desejos, estados de consciência que, se não observados, podem nos manter presas como máquinas que funcionam no automático. A ausência de auto-observação nos impede de perceber a repetição diária que nos aprisiona, mas que, de tão condicionadas que estamos, nem sequer percebemos.

Se vivemos hipnotizadas pelo mundo à nossa volta e nos esquecemos de nos auto-observar, acabamos por ficar presos em um caos interno, movidas por uma turbulência de pensamentos, sentimentos e emoções em sua maioria negativos ou confusos. Com isso, vamos perdendo energia e desequilibrando nossos centros energéticos.

Como consequência, temos um desequilíbrio em nossa saúde mental, física e emocional. Nossas relações ficam comprometidas; nosso rendimento profissional, prejudicado e vamos vivendo em uma espécie de redemoinho que mantém nossas energias estagnadas. Vivemos pela metade.

Ao praticar a auto-observação, optamos por trilhar um caminho de autodescoberta, expansão, rompimento com crenças limitantes e uma maior potencialidade de todas as nossas capacidades. Ela amplia nossa consciência e pode mudar sua vida. Uma pergunta que gostaria de lhe fazer: Será que você é capaz de enxergar a si mesma?

Vou enumerar alguns benefícios da auto-observação:

1. passamos a ter percepção do nosso mundo interior;
2. tomamos consciência de nossos pensamentos e emoções;
3. aceitamos que boa parte do nosso sofrimento advém de nossas reações;
4. tomamos consciência de padrões e crenças nocivos que carregamos.

Sugiro um exercício de auto-observação que pode ajudar você a reconhecer seus próprios sentimentos e emoções. Ele é dividido em três tempos: passado, presente e futuro.

PASSADO
Como você estava se sentindo antes de começar a ler o livro?

___

___

___

___

PRESENTE
Como você está se sentindo neste momento?

___

___

___

___

AUTOCONHECIMENTO

FUTURO
Como você quer passar a se sentir depois de desenvolver o autoamor?

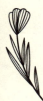

_____

_____

_____

AUTOCONFIANÇA VS. AUTOENGANO

Me fiz em mil pedaços
Pra você juntar
E queria sempre achar explicação pro que eu sentia
Como um anjo caído
Fiz questão de esquecer
Que mentir pra si mesmo é sempre a pior mentira [...]
Renato Russo[16]

Se a autoconfiança é ser verdadeira consigo mesma, o autoengano é mentir para si mesma, como Renato Russo escreveu nos versos da canção "Quase sem querer". Na verdade, o autoengano é uma tentativa de evitar verdades inconvenientes e criar uma realidade ilusória ou paralela. Muitas vezes, as pessoas buscam se enganar como uma autodefesa, porque temem fazer contato com uma realidade que as faça sofrer, e nem todos conseguem fazer contato com essa dor. Sabe quando você adianta o relógio para evitar se atrasar? Lá pelas tantas, o relógio continua adiantado, e você continua se atrasando. Você mente para si mesma, depois, pensa: "para de doideira, está cansada de sa-

---

[16] QUASE sem querer. Intérprete: Legião Urbana. *In*: DOIS. Rio de Janeiro: EMI, 1986. Faixa 2.

59

ber que o relógio está adiantado". E, assim, acaba entrando em uma guerra constante entre o real e o imaginário.

O autoengano nada mais é que a negação, que faz parte de um dos mecanismos de defesa do ego. É uma tentativa infantil de manter sua autoconfiança elevada, quando na verdade ela é mais frágil que a maioria das pessoas podem imaginar.

Citando novamente Giannetti:[17] *"o autoconhecimento e a moderação trazem a luz, o autoengano seria o lado oposto, o sombrio, mas para algumas pessoas ele pode ser valioso e benéfico, como até mesmo imprescindível"*. Afinal, como seria a vida subjetiva de algumas pessoas sem a possibilidade de enganar a si mesmas?

Quando passamos a compreender que o autoengano é um recurso que muitas pessoas utilizam para aliviar o sofrimento e evitar o trauma de se deparar com verdades inconvenientes, passamos a olhar para a busca da verdade como sendo nossa única salvação. Esse mecanismo é uma tentativa infantil de fugir da própria responsabilidade sobre os fatos e criar uma realidade mais confortável em que a culpa dos problemas nunca é nossa.

Lembra-se de quando você brigava com sua irmã e sua mãe perguntava, já em tom de bronca: quem começou? Vocês apontavam uma para a outra, dizendo: foi ela. Aquela menina que foge da bronca da mãe ainda está aí, dentro de você.

Sem perceber, vamos praticando o autoengano em muito dos nossos comportamentos, veja alguns deles:

1. **Negar a própria patologia (doença)**: é muito comum em pacientes que negam ser portadores de alguma doença incurável, ignoram a realidade até o fim, mesmo que isso possa lhes custar uma redução no seu tempo de vida e no agravamento da doença.
2. **Acreditar que está fazendo o bem para o outro**: Em muitos momentos de nossas vidas, tanto na pessoal, quanto na profissional, teremos que tomar atitudes que serão desagra-

---

[17] GIANNETTI, E. *op. cit.*

AUTOCONHECIMENTO

dáveis para os outros. Se você é dono de uma empresa e tem que demitir um funcionário para equilibrar as contas, por exemplo, na ânsia de se eximir dessa dor, você pode tentar se convencer de que está dando ao funcionário uma chance de buscar um lugar melhor.

3. **Não aceitar os próprios erros e defeitos**: esse talvez seja o mais comum dos comportamentos de autoengano, não aceitar seus erros e defeitos. É o caso de profissionais que recebem feedback negativo e consideram que as referidas avaliações são exageradas.

Como bem disse Giannetti, o autoengano, muitas vezes, pode ser imprescindível para lidarmos com verdades inconvenientes, mas, se não combatermos esse comportamento, podemos ter consequências maiores na vida, como, por exemplo:

- **Vitimismo e infantilidade**: o autoengano produz adultos infantilizados e vitimistas que fogem às responsabilidades e culpam o mundo pelos seus fracassos pessoais. Optam pela famosa cegueira voluntária, que os impede de enxergar as verdadeiras razões para a frustação profissional, os relacionamentos conturbados e a falta de estabilidade.
- **Atraso no crescimento pessoal**: mentir para si mesma e deixar de encarar a verdade faz com que muitas deixem de buscar seus objetivos por se tornarem frágeis ao viverem em suas realidades paralelas.
- **Vivem em uma permanente bola de neve**: os problemas passam a ser ignorados e negados. Isso é muito comum em pessoas que não aceitam o fim do relacionamento ou continuam negligenciando sua situação profissional, quando ficam obsoletas.

Tenho certeza de que esse deve ser um dos capítulos mais incômodos a serem abordados, mas fingir que não temos alguns desses comportamentos pode nos levar a viver a vida pela metade. Faça uma auto-observação e veja se há verdades que precisam ser confrontadas.

Como diz o versículo bíblico: "E conhecereis a verdade, e a verdade vos libertará" (João 8:32). Com o tempo, percebemos que, ao lidar com nossas verdades mais sombrias, encontramos o passo para a libertação. Então você precisará investir no seu autoconhecimento para traçar o caminho que te levará à conquista do seu autoamor.

Esse ano, passei por um processo de autoconhecimento transformador e que, em um determinado dia, me fez chorar copiosamente. Nesse momento, parei, respirei e me perguntei: por que você está chorando? Percebi que chorava pela separação dos meus pais, quando eu tinha apenas 13 anos e precisei ser forte para dar conta de um mundo que parecia desmoronar ao meu redor e só agora, com 50 anos, percebi que não tinha conseguido chorar e sentir aquela dor.

Mas como posso me livrar do autoengano? Eu diria que o caminho mais certo é o da auto-observação, pois, por meio dela, somos capazes de perceber e respeitar o nosso estado emocional. Esse é um exercício que exige coragem e disponibilidade, mas pode nos trazer inúmeros ganhos, haja vista que a partir de uma profunda auto-observação conseguimos fazer escolhas mais acertadas para a nossa vida e para as relações que construímos.

Uma maneira saudável de fazer isso é se perguntar toda manhã como está se sentindo. Escreva a resposta e coloque em um lugar visível, depois medite a respeito dela por algum tempo. Nem sempre a resposta será positiva, mas pensar sobre o assunto a ajudará a descobrir de onde vem seu desânimo, tristeza ou angústia e, com o tempo, você vai criar mecanismos que a tirarão desse lugar cada vez mais rápido.

A auto-observação é imprescindível para respeitarmos o que sentimos, para tomarmos decisões que nos auxiliem a curar o que for preciso. A auto-observação é uma grande demonstração de cuidado, amizade e reconciliação consigo mesma.

AUTODOMÍNIO

Sou uma pessoa ansiosa por natureza e com diagnóstico de transtorno de déficit de atenção e hiperatividade, mas prefiro chamar de instabilidade de atenção, porque, na verdade, presto atenção em muitas coisas ao mesmo tempo. Isso, obviamente, dificulta meu foco. Acabo sendo uma pessoa mais dispersa que o normal, com tendências a procrastinar, por isso, desenvolver o autodomínio é muito importante para mim.

Ainda que sejamos testados diariamente com inúmeros desafios, precisamos aprender a lidar com os altos e baixos dessa montanha russa em que vivemos, sem que soframos os impactos negativos dos dias e fases mais conturbadas que enfrentamos. O cerne da questão para enfrentar essas situações desafiadoras é saber controlar as próprias emoções, impulsos e desejos.

Tenho uma natureza mais impulsiva e sempre me arrependo de algumas atitudes em que, mesmo pesando os prós e contras, acabo deixando o impulso falar mais alto. Foi preciso um processo de muito autoconhecimento para que eu compreendesse por que, em certos momentos , eu não conseguia me dominar.

DESENVOLVENDO O AUTODOMÍNIO

Ao longo do livro, vou sugerir práticas de autocuidado que incluem a meditação, mas aqui proponho que, ao enfrentar uma situação difícil ou perturbadora e perceber que seu estado emocional foi modificado, em primeiro lugar:

Respire
Pare por alguns instantes e respire, faça o velho exercício de inspirar e expirar lentamente. Aquele conselho de contar até dez pode ajudar também, ainda que o desafio vivenciado esteja te irritando. Se conseguir, poderá evitar que sua raiva exploda e, assim, ela acabará se dissipando permitindo que você faça um julgamento real do está acontecendo.

Ao controlar esses sentimentos mais viscerais que têm o gosto amargo, podemos ter mais condições e consciência para enfrentar o problema e tomar decisões mais equilibradas. Tomar decisões pautadas pela raiva pode sequestrar nossa razão e muitas vezes trazer consequências irremediáveis e um arrependimento que nem sempre será esquecido.

Vamos explorar alguns sentimentos negativos que costumam surgir e a forma como o autodomínio pode lhe ajudar a lidar com eles.

SENTIMENTOS NEGATIVOS	AUTODOMÍNIO EM RESPOSTA À EMOÇÃO
RAIVA	Quando perceber que está sentindo raiva, tire um tempo para sair e respirar e volte à situação quando tiver uma visão mais clara quanto ao problema e uma respiração mais serena.
TRISTEZA	Se precisar, chore, mas tente também se lembrar das coisas boas e se permita um tempo de recolhimento.
CULPA	Lembre-se de que você não é perfeita, e errar faz parte. Administre as consequências e seja generosa consigo mesma.
CIÚMES	O ciúme é um sentimento tolo que não lhe garante nada, a não ser uma perda de energia tentando controlar o que não tem controle. Revise suas inseguranças e confie mais em você.
INSEGURANÇA	Lembre-se de que você é importante e amada e que esses sentimentos podem ser memórias de um passado que não combinam mais com você.

Desenenvolva sua inteligência emocional

Cada dia mais temos a consciência de que as pessoas que atingem o sucesso e desempenham seus talentos com mais domínio são as que possuem um maior quociente emocional, não sendo tão relevante que sejam pessoas geniais no aspecto cognitivo.

A inteligência emocional é a forma como aprendemos a lidar com nossas emoções e como elas interferem na nossa vida pessoal, profissional, social e familiar. Ter o autoconhecimento de como reagir a determinadas situações faz com que tenhamos mais chances de assumir o controle da nossa vida, e o autodomínio nos ajudará a evitar situações de descontrole das emoções.

Seja resiliente

Esse é mais um dos ensinamentos que nos trazem grandes desafios, mas ser resiliente permite que você consiga se manter sereno sem se desesperar diante de alguma adversidade ou imprevisto, não importa em que setor da sua vida eles aconteçam. Uma pessoa resiliente tem capacidade de superar os obstáculos que porventura surjam em seu caminho. Além disso, são pessoas que costumam manter a serenidade em situações de pressão e encontram soluções de modo objetivo.

Lembre-se de que o autodomínio é uma consequência de alguém que buscou se aprofundar no autoconhecimento e tomar as rédeas do lado mais selvagem e primitivo que todos nós temos.

O PODER DO AUTOAMOR

ORAÇÃO DO AUTOCONHECIMENTO

Eu,_____, peço ao poder superior, no qual deposito a minha fé, que abra meu coração e meus olhos, a fim de que eu possa aceitar todas as criações e viver um amor pleno com todas as forças do universo que estão dentro de mim. Permita-me enxergar a mim mesma com generosidade, afetuosidade e compaixão, sabendo que sou um ser único e trago em mim a maravilha do poder superior em cada célula, em cada sentido e em cada emoção que experimento, no agora.

Permita-me reconhecer em mim uma fonte inesgotável de amor, capaz de enxergar a energia da aceitação, afastando de mim o medo, a raiva, o ciúme, o julgamento e a inveja. Acredito que quanto mais eu seguir a luz e o poder superior, mais perto estarei de encarar minhas sombras e iluminá-las com o autoperdão que mereço me conceder sempre que enxergo minhas falhas.

Que a busca pela felicidade e pelo amor comece primeiramente em mim e, a cada dia que me autoconhecer, estarei mais pronta para que a magia do universo se manifeste em mim. Ofereço minha gratidão e meu amor ao poder superior, pela minha perfeita imperfeição, que é a representação da chama de vida que o criador depositou em mim.

Que eu tenha coragem de tirar as vendas dos meus olhos que me cegam de mim mesma e que me mantêm em um autoengano que me aprisiona, mas que eu consiga, a cada dia, me observar mais, me conhecer mais, para dominar tudo aquilo que reside nas minhas sombras e me afasta da minha própria luz.

A auto--observação é uma grande demonstração de cuidado, amizade e reconciliação consigo mesma.

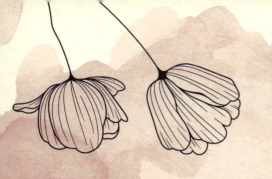

7
Autopertencimento

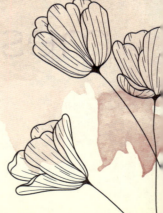

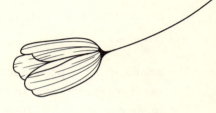

O vazio é um meio de transporte
Para quem tem coração cheio
Cheio de vazios que transbordam
Seus sentidos pelo meio
Paulinho Moska[18]

Vamos lá, primeiro acredite: não há nada de errado com você! Você pode ter ouvido o contrário ou seu cérebro pode ter lhe enviado uma mensagem. Não dê ouvidos ao cérebro quando ele não estiver te apoiando ou quando suas respostas não o levarem adiante. Como aceitar que não há nada de errado com você? Apenas aceite. As pessoas são caóticas e imperfeitas por natureza, e estar em paz ao aceitar isso pode mudar tudo, não tome aquilo que não é seu para o lado pessoal.

A tarefa de nos aceitar ou pertencer deveria ser algo simples, e não deveríamos gastar tanta energia para conseguir isso, mas percebo inúmeras pessoas que encontram dificuldade em aceitar suas vulnerabilidades. Muitos sentem vergonha do corpo, das rugas, da própria sexualidade, da condição financeira em que vivem, em um mundo que nos avalia mais pelo que temos do que pelo que somos.

Os padrões de beleza, sucesso e reconhecimento social nunca foram tão altos e, ao percebermos que não estamos atingindo o nível da

---

[18] CHEIO de vazio. Intérprete: Paulinho Moska. *In:* TUDO novo de novo. Rio de Janeiro: Som Livre, 2003. Faixa 4.

grande maioria, passamos a sentir uma enorme sensação de inadequação. Essa sensação vai se enraizando e acaba por nos trazer culpa, dor, medo e uma série de inseguranças, que muitas vezes nos aprisionam ainda mais. Poder reconhecer esse movimento dentro de si é importante. Verbalizar e manifestar suas emoções pode ser o caminho para que a cura seja alcançada.

Nosso grande medo é do julgamento e, mais uma vez, temos vergonha de demonstrar nossas vulnerabilidades e ser frágeis ao olhar do outro. Sem perceber, vamos nos fechando em nós mesmas, escondendo sentimentos e afastando pessoas. É melhor ser "forte" solitária que ser "frágil" acompanhada, sendo amada apesar das nossas próprias imperfeições.

Quando agimos assim, estamos muito mais preocupados com o nosso ego do que propriamente com o que verdadeiramente somos. É como se usássemos uma carroceria de uma Ferrari, mas dentro rodássemos com um motor de fusca. Aos olhos do mundo, estamos andando em uma máquina; porém, dentro de nós, há um pavor de que, a qualquer momento, o motor não suporte aquela carroceria toda, de que aquela ilusão em que até nós mesmos passamos a acreditar vá ruir e sejamos descobertas, acabaremos nuas.

Nessa ficção do nosso próprio eu, em que criamos um personagem para nós mesmas, escrevendo linhas tortas de uma realidade paralela, vamos nos encaixando a essa falsa carroceria e, assim, vivemos em autorrejeição e em constante autossabotagem. É tudo tão contraditório e ambíguo que travamos uma guerra com fantasmas que nós mesmas criamos.

Tudo o que mais desejamos é ser amadas, aceitas e apreciadas até por nós mesmas. Mas, muitas vezes, fingimos ser algo que não somos, com medo de uma rejeição que, na verdade, nem existiria. Ela nada mais é que uma projeção da nossa própria rejeição.

Detesto usar frases batidas que rolam pela internet, mas no final das contas é como diz Chorão na música "Pontes indestrutíveis": "quem é de verdade sabe quem é de mentira".[19] Quanto mais nos escondemos e

---

19 PONTES indestrutíveis. Intérprete: Charlie Brown. *In*: RITMO, ritual e responsa. Rio de Janeiro: EMI, 2007. Faixa: 1.

AUTOPERTENCIMENTO

tentamos demonstrar o que não somos, mais deixamos à mostra aquilo que verdadeiramente queremos esconder.

AUTORREJEIÇÃO PENSAMENTO NO PASSADO/ FUTURO	AUTOACEITAÇÃO PENSAMENTO NO PRESENTE
Eu vou falhar na minha defesa de mestrado, porque defendi mal meu TCC.	Eu tenho todas as ferramentas de que preciso para fazer o meu melhor e ser bem-sucedida nas tarefas sob minha responsabilidade.
Não alcançar nada no futuro porque nunca sigo meus objetivos.	Estou aprendendo as habilidades para criar metas realistas e viáveis para mim. Eu confio em mim mesma para dar um pequeno passo todos os dias;
Já experimentei tratamento negativo em relacionamentos no passado porque não sou digna de amor e alegria.	Já fui magoada no passado e me permito reconhecer e curar essa dor. Eu sou digna de experimentar um amor profundo e saudável e também a alegria.
Não vou desenvolver uma prática duradoura de amor-próprio porque não consigo imaginar um futuro em que me sinta bem comigo mesma.	Já lutei contra o autoamor no passado por causa de certos fatores em minha vida que não são minha culpa. Posso cultivar o autoamor que me encontra onde estou a cada dia.

Somos o que mostramos, mas também somos o que escondemos. Somos o que sabemos de nós, mas também o que desconhecemos, ainda que possamos estar fingindo que conhecemos ou evitando conhecer. Essa realidade fica bem exemplificada na Janela de Johari, criada no ano de 1955 por Joseph Luft e Harrington Inghan,[20] permitindo que, com esse instrumento, fosse possível visualizar graficamente a dinâmica das relações interpessoais e como nos mostramos ao mundo.

---

[20] JANELA de Johari. *In:* WIKIPEDIA. Disponível em: https://pt.wikipedia.org/wiki/Janela_de_Johari. Acesso em: 2 jan. 2022.

Nessa ficção do nosso próprio eu, em que criamos um personagem para nós mesmas, escrevendo linhas tortas de uma realidade paralela, vamos nos encaixando a essa falsa carroceria e, assim, vivemos em autorrejeição e em constante autossabotagem.
É tudo tão contraditório e ambíguo que travamos uma guerra com fantasmas que nós mesmas criamos.

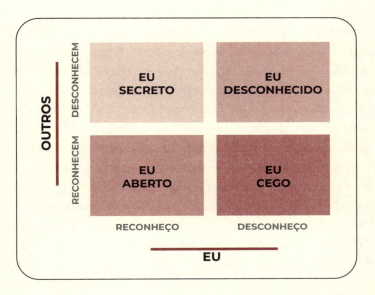

Como você pode ver, a ilustração acima lembra as antigas janelas divididas em duas portas e com quatro vidros que nos permitiam ver o mundo exterior. Nessa janela, existem quatro diferentes EUs, com base no seu autoconhecimento e no que os outros conhecem de você.

EU ABERTO: quadrante referente a pontos do seu próprio conhecimento e também do conhecimento dos outros.
EU CEGO: quadrante referente a pontos conhecidos somente pelos outros, desconhecidos por você.
EU SECRETO: quadrante referente a pontos conhecidos somente por você, desconhecidos pelos outros.
EU DESCONHECIDO: quadrante referente a pontos desconhecidos por você e pelos outros.

Cada janela do seu eu existencial diz respeito aos modos de funcionamento do ego nas suas formas mais variadas. Vale ressaltar que sempre haverá um EU PREDOMINANTE que pode acarretar uma disfunção nas relações interpessoais por deixar em desequilíbrio uma janela muito importante de nós mesmas.

Esse EU OCULTO, que pouco mostramos, faz parte da rejeição que sentimos por algo que está em nós e que nos gera medo e insegurança de que possa ser descoberto. Entretanto, não mostrá-lo não faz com que esse EU desapareça ou deixe de existir. É igual àquela pedra que entra no sapato em um dia chuvoso quando você está correndo para não chegar atrasada. Parar para tirar a pedra ou seguir com ela incomodando e atrasando o seu passo? O que você faria? E se, no lugar da pedra, entrasse um caco de vidro que começa a te cortar? O EU OCULTO está lá, ele passa a ser um vidro cortante na sua existência, na sua inteireza mais singular, podendo torná-la ainda mais frágil.

É nesse contexto que também podemos falar da lei do espelho, criada pelo psicanalista francês Jacques Lacan e amplamente discutida no trabalho de Yoshinori Noguchi, que escreveu o livro *La Ley Del Espejo*[21] [A lei do espelho]. Ele nos mostra, nessa obra, como essa lei é fundamental para a investigação do nosso mundo interior. Porque ela cria uma zona de conflito entre aquilo que enxergamos em nós e o que está em todos aqueles com os quais no relacionamos.

Lei do espelho

PRIMEIRA	SEGUNDA
Tudo o que me incomoda, irrita ou quero mudar dentro do outro está dentro de mim.	Tudo o que o outro critica em mim, ou julga, se me incomoda, está reprimido em mim; é necessário trabalhar nisso.
TERCEIRA	QUARTA
Tudo o que eu gosto no outro, o que eu amo nele, também está dentro de mim; as vezes ainda sem ser percebido.	Tudo o que o outro critica em mim, julga ou quer mudar em mim, sem que me afete, pertence a ele.

Todo nosso processo de desenvolvimento pessoal passa por olhar o nosso interior, mas há muito o que observar fora de nós e no nosso entorno. Diversos ensinamentos oriundos da antiguidade revelam que o que vemos nos outros pode revelar um universo sagrado quanto a nós mesmas. O exterior reflete o que trazemos dentro de nossa mente e, em parte, no inconsciente que muitas vezes desconhecemos. O olhar para o que incomoda no outro pode revelar traços nossos mais primários.

21 NAGUCHI, Yoshinori. L**a ley del espejo**. Barcelona: Editorial Comanegra, 2019.

AUTOPERTENCIMENTO

Na verdade, a lei do espelho tem origem no nosso inconsciente, que usa o recurso da projeção psicológica como mecanismo de defesa. A projeção faz com que passemos a atribuir a outras pessoas nossos sentimentos, pensamentos, crenças ou até mesmo nossas ações mais inaceitáveis sob nosso ponto de vista.

Mas por que razão surge a projeção? Quando estivermos vivenciando alguma situação que nos traga algum conflito interno, que nos ameace dentro desse limite tênue entre o mundo interior e exterior, a projeção criará um escudo de proteção, jogando para fora algo que está dentro de nós e tentamos recusar a todo custo. Nosso inconsciente emite um sinal de rejeição para o exterior, projetando essas características e atribuindo-as a um sujeito externo que não nós mesmas. Dessa forma, criamos um cenário onde aquilo que nos ameaça e somos está fora de nós.

Freud descreve a projeção como um mecanismo de defesa (forma que a mente busca para se proteger) no qual o ego repele conteúdos ameaçadores, projetando-os no mundo externo. Esse estudo teve início com Freud e foi continuado por sua filha, Anna Freud, em um estudo chamado "Projeção Freudiana".

O estudo destaca que, na projeção, o sujeito vai atribuir a objetos externos aspectos psíquicos que lhe são próprios, mas não são reconhecidos como seus. Acredita-se que antes da projeção vem um mecanismo de negação, ou seja, é uma forma de deslocamento que se dirige para fora e atribui a outras pessoas seus traços de caráter, atitudes, motivos e desejos contra os quais existem objeções e que se quer negar.[22]

A projeção é muito comum no início dos relacionamentos. Quando estamos nos apaixonando, na maioria das vezes idealizamos e atribuímos à pessoa amada certas características que, na verdade, só existem em nós mesmos. Quando estamos conscientes daquilo que projetamos nos outros, temos maiores chances de nos conhecermos mais profundamente. Nesse caminho de autodescoberta, teremos condições de

---

[22] MATOS, R.; LUCCA, R,.; OLIVEIRA, M.; CRUZ, W. Projeção na Psicanálise. ITES. Disponível em: https://www.ites.com.br/site/anexos/JornadaAcademica/2019/ppsm/Trabalhos_IV_Jornada_Academica/Psicologia/69%20-%20Romilson%20Martins%20de%20Matos%203.pdf. Acesso em: 6 jan. 2022.

trabalhar em características que estão presentes em nós e que não desejamos manter.

É possível utilizar a projeção de maneira positiva para alcançar um crescimento interior saudável: a meditação ou mindfulness pode ser um recurso que nos permitirá esse crescimento, levando-nos ao aprendizado de estarmos atentos para enxergar as coisas como elas realmente são.

No mundo moderno de hoje, onde é necessário ostentar bens materiais, mudar de celular a cada ano e tirar milhares de fotos para mostrar o quanto estão felizes, parece cada vez mais raro as pessoas olharem para dentro e se perguntarem o quanto estão plenas de si, o quanto estão felizes e o quanto se amam. TER/APARENTAR parece cada dia mais importante que SER/PERTENCER.

Na verdade, estamos realmente buscando o pertencimento, mas o do mundo exterior, da sociedade que está na moda, cuja aprovação se dá por curtidas e seguidores. Não há nada de errado em ser popular na internet, usar as redes sociais para se promover, ter seu trabalho reconhecido, mas não deveria ser só isso. Podemos ser mais, pertencer mais.

AUTOPERTENCIMENTO

Como o escritor britânico Rudyard Kipling[23] diz: "nunca é alto o preço a pagar pelo privilégio de pertencer a si mesmo".[24] E tenho percebido que a maioria das pessoas tem encontrado dificuldade em se pertencer e, por consequência, todas as suas outras derivações também deixam de acontecer. Não se escutam, não se amam, não se valorizam e não se acham no direito de SOFRER. Afinal de contas, ser inteiro também passa pelo caminho da dor e das sombras.

---

[23] GORDON, A. Interview with an Immortal. **Reader's Digest**. v. 75, n. 447. P. 38-42, jul. 1959.

[24] A autoria do pensamento tem vindo a ser erroneamente atribuída a Friedrich Nietzsche. Na verdade, pertence ao escritor britânico Rudyard Kipling, e foi dito em uma entrevista para a revista *Reader's Digest*, conduzida por Arthur Gordon. A entrevista foi republicada em 1967 com o título *Six Hours with Rudyard* Kipling. (N. A.)

AUTOPERTENCIMENTO

Talvez nunca sejamos 100% inteiros nem nos pertenceremos nem nos conheceremos por completo. Somos seres humanos em constante evolução e construção, mas também não podemos ser nem viver pela metade ou até bem menos que isso. Quanto mais perto chegarmos de nossa própria inteireza, mais estaremos plenos para viver um grande amor, para encontrarmos um propósito de vida e realização profissional na certeza de que fluiremos em todas as áreas de nossa existência.

Apesar de acreditar que ajuda muito, nem todo mundo precisa de terapia para se autopertencer/conhecer. Muitas vezes, algumas experiências de meditação, ioga e práticas religiosas nos colocam em contato com nosso interior, podendo muitas vezes surtir o mesmo efeito. Há uma frase de Carl Jung (ou talvez, na verdade, seja de Confúcio) que resume essa minha crença: "quem olha para fora sonha, quem olha para dentro acorda".

Acordar para o pertencimento, olhar para si mesma, requer certa dose de coragem. Nem sempre queremos mexer na poeira que jogamos para debaixo do tapete. Nossos defeitos, muitas vezes, são varridos ali para baixo, como se a gente pudesse fingir que eles não existem. Até que, um certo dia, a gente tropeça neles, e o tombo é feio.

Tudo começa em nossa família de origem e o quanto nos sentimos pertencentes e amadas. Entretanto a maioria de nós veio de algum tipo de família disfuncional ou não tão saudável como acreditávamos que fossem. Se nossos pais não estavam tão disponíveis para nós, se criaram expectativas que não conseguimos cumprir, temos como registro a falta de amor e não pertencimento e passamos a vida com esse vazio de nós mesmas.

O autopertencimento é uma forma de acreditar em si mesmo. Na infância, sentíamos como se pertencêssemos aos nossos pais. Corríamos para consultá-los se podíamos fazer algo ou para pedir socorro quando nos machucávamos; eles nos ajudavam com nossas tarefas escolares e planejavam nossas atividades semanais. Então, quando a vida adulta chega, é importante aprender a oferecer a si mesma o mesmo tipo de apoio.

Você poderá usar o exemplo da relação pais e filhos como um norte ou você poderá começar do zero, não importa. Aprender a pertencer a si mesmo é deixar de lado a dúvida e entrar na autoconfiança.

É necessário descobrir de onde vem esse sentimento de não pertencimento de nós mesmos. Qual a sua origem? Desde nossa infância, precisamos seguir padrões familiares, ter condutas socialmente aceitas e atender a uma série de expectativas que fizeram a nosso respeito. Sem perceber, acabamos por pertencer muito mais a esse universo que a nós mesmos. Aqui está a raiz, onde nossa árvore não conseguiu se prender. Aquele não era o nosso terreno adequado.

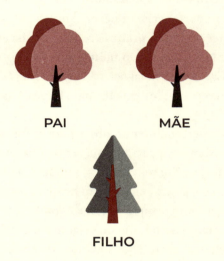

Em muitos casos, vivenciamos a mais completa ausência de fluxo de amor e acolhimento ao que somos desde que nascemos. Em outras situações, o fluxo de amor não se exaure, mas mingua a uma porção tão mínima que passamos a acreditar que ele nem está ali. Toda a nossa estrutura emocional e psíquica vai se estruturando em alicerces tão frágeis que seria impossível não nos tornarmos, também, tão frágeis de nós mesmos. Existimos, mas não somos. Estamos inseridos, mas não pertencemos.

Quem se lembra da teoria dos conjuntos que aprendemos no ensino fundamental? Contido x Não está contido. Nem sempre estaremos contidos no nosso universo familiar. Muitas vezes, nos sentiremos um peixe fora d'água, mas renascer e se pertencer verdadeiramente pode ser parte da nossa missão e evolução.

AUTOPERTENCIMENTO

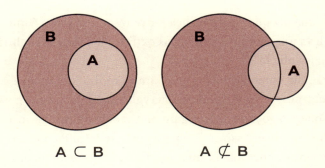

Quando encontramos famílias funcionais, percebemos que elas são como uma árvore fincada em um solo de amor, respeito mútuo, aceitação e amizade entre pais e filhos. Se as raízes de nossos pais são frágeis, fincandas em um solo comprometido, podada para não crescerem livremente a ponto de darem frutos belos e coloridos, como esperar que nossas raízes sejam fortes, estruturadas e expandidas? "O fruto não cai longe do pé", é um ditado popular que nos ajuda muito a ilustrar nosso exemplo.

Se nossos pais foram podados a ponto de deixarem de se pertencer, a chance de repetirem esse caminho na nossa criação é enorme. No exercício de gratidão, cabe a nós saber que recebemos o melhor que eles puderam nos dar, diante dos recursos emocionais que tinham. Nossa ausência de pertecimento será uma busca nossa, individual e necessária.

É possível que muitas de nós possuam uma natureza mais desobediente ou até mesmo rebelde, que queira, inconscientemente, se opor a esses pais. Não é assim que nosso inconsciente costuma agir, tendo como caminho mais certo, delimitado e norteado a repetição. Seremos compelidas a repetir, ainda que tenhamos o forte desejo de desobedecer. Será ainda mais difícil desobedecer quando esse comportamento pode nos afastar ainda mais de nosso núcleo. Repetiremos para não ficarmos tão isoladas, solitárias e distantes dele. Assim seguimos nos distanciando de nós mesmas, como se pudéssemos nos resgatar a qualquer momento. Infelizmente, esse resgate não é assim tão fácil. Juliet Rosenfeld traz uma citação em seu livro *The State of Disbelief* atribuída ao psicólogo B. F. Skinner, em palestra em 1959 para a Universidade de

Harvard, que diz que: "a diferença entre ratos e pessoas é que, quando um rato leva um choque em uma das extremidades de um labirinto, ele nunca mais volta lá".[25]

É aqui que começaremos a criar um caminho juntas: você e eu! Vamos indentificar em que esferas da sua vida você deixou de se pertencer e, por consquência, o autoamor seguiu inexistente dentro de você. Por que se acostumou a viver assim? E, o principal...tem valido a pena? Uma vez que você não pertence a si mesma, a quem ou ao que você tem pertencido?

Muitas pessoas seguem pertencendo a uma série de expectativas para agradar seus pais na busca por aceitação, amor e orgulho. Sem sentir, perdem anos preciosos da vida tentando ser alguém que não são.

Eu mesma trilhei esse caminho por boa parte da minha vida. Peço licença para lhe falar um pouco da ausência de mim mesma com a qual me acostumei por longos anos. Comecei a escrever poesias com quatorze anos e na época do vestibular tive sérias dúvidas se faria direito ou jornalismo. Acabei optando por direito, já que minha família tinha tradição na área. Achei que seria mais fácil começar uma carreira onde pudesse já ter parte do caminho aberto.

Nos primeiros anos da faculdade, já sentia que algo não casava, não me sentia plenamente feliz ali dentro. Até que descobri a área dos direitos autorais, que era ligada às artes e às criações intelectuais. Terminei minha faculdade, passei na prova da OAB e em 1999 comecei uma pós-graduação em Direito da Propriedade Intelectual. Antes de terminar o curso, já estava empregada em um grande escritório da área.

Os anos se passaram e continuava a sentir que algo não me deixava plenamente satisfeita, mas seguia buscando novos desafios e atingindo coisas louváveis na minha área. Fui agraciada com uma bolsa de estudos e fui cursar mestrado na Alemanha por um ano. Quando voltei, achei que teria novas atribuições profissionais que me fizessem usar todos os recursos que tinha aprendido. Voltei para as mesmas funções que tinha antes e, de certa forma, isso me frustrou um pouco.

Fiquei no escritório desde o fim de 2004 até início de 2006 e acabei indo chefiar um escritório em Brasília como novo desafio, mas não me

---

[25] ROSENFELD, J. **The state of disbelief**. Londres: Short Books, 2020.

adaptei muito à cidade. Em 2007, cometi o maior erro que poderia ter cometido. Larguei a advocacia e fui estudar para concurso na tentativa de atender às expectativas familiares e o que, para a minha família, seria o significado de uma pessoa de sucesso; ser aprovada em um concurso. Foram anos me enganando acreditando estar focada e dedicada àquilo, mas, lá no fundo, sabia que não estava. Vivia uma mistura de desejo de passar e ter uma vida confortável com o tomara que não passe e tenha uma vida de frustrações e negação.

Em 2009, fui contratada como professora em uma universidade, pois assim eu teria mais tempo para estudar e ter condições de pagar minhas contas. E, todos os meus sentimentos de inadequação seguiam dentro de mim; continuava a fazer algumas provas e sempre ouvia do meu pai: "seria ótimo que você passasse".

Em 2011, o calendário me ajudou. Eu completaria 40 anos em outubro, e meu pai resolveu me presentear com a publicação do meu primeiro livro de poesias, aquelas que escrevia desde os meus 14 anos, e passei boa parte do ano envolvida com isso. Então, no dia 12 de dezembro de 2011, lancei meu primeiro livro e sabia que, dali em diante, muita coisa mudaria. Dentro de mim, eu me libertava para ser escritora. Foram anos de análise, para que eu pudesse me sentir no direito de dizer isso.

Os anos foram caminhando, e lancei outro livro em 2013. Comecei a escrever crônicas, a assinar uma coluna em um famoso site da internet e, em 2014, fiz minha primeira *master class* de roteiro para televisão, que sempre foi meu sonho. No ano de 1999, logo depois de formada, trabalhei em uma Bienal do Livro no Rio de Janeiro e consegui uma folga quando teria uma palestra do famoso roteirista Silvio de Abreu. Ao final de sua exposição, fui ao seu encontro e perguntei como poderia me transformar em roteirista de novelas.

No ano de 2016, fiz mais uma *master class*, dessa vez um pouco mais profunda e acabei escrevendo uma série para uma grande emissora do país, que me contratou no início do ano de 2018. Quando finalmente comecei a ser colaboradora de novelas, acordar para ler, escrever e revisar capítulos, me senti plena e realizada. Sim, era isso o que eu queria fazer da minha vida.

Demorei muitos anos longe do que queria fazer por acreditar que atender às expectativas das pessoas que amo também me deixaria feliz. Não! Não foi isso que aconteceu. Passei anos me desprendendo de mim mesma, esquecendo inclusive dos sonhos que eu tinha para tentar caber nos sonhos dos outros. E, só eu sei como foi doloroso para mim, além de ter demorado muito tempo para chegar ao lugar que eu sempre gostaria de ter ocupado. Até hoje me pergunto: e seu eu tivesse feito jornalismo, como primeira opção? Se não tivesse escolhido uma faculdade para tentar pertencer ao sistema familiar de onde eu vinha? Se tivesse feito a escolha que mais falava ao meu coração, teria deixado de pertencer? Você deve saber a resposta!

Seguimos buscando o pertencimento aos mais diversos núcleos que nos cercam, como se esse lugar nos preenchesse, como se fôssemos nos sentir mais inteiros.

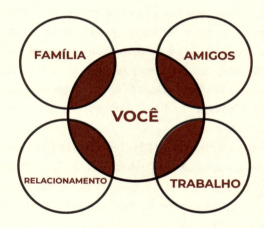

Mesmo com nossa tentativa de pertencer aos núcleos, aos quais a maioria das pessoas espera que estejamos interligadas, percebemos na figura acima que é ao nosso EU que mais pertencemos. É o nosso próprio núcleo que precisa ser satisfeito e amado. Muitas vezes, quando nossa energia está mais forte nos círculos contíguos ao nosso redor e não nosso Eu é que nos perdemos de nós e vamos abrindo um buraco que aumenta cada dia mais.

Reproduza os círculos acima e escreva o seu percentual de doação para cada uma dessas áreas da sua vida. Por mais que você faça parte deles, será que há algum setor para o qual você se dedica mais, deixando de lado sua vida, seus sonhos e projetos? A resposta com certeza será sim! Você é como esse moinho, precisa dividir seu tempo e sua energia igualmente para que sua vida siga fluindo em perfeita harmonia, sem que sua força seja desperdiçada para fora de você.

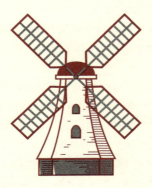

Algumas pessoas passam por isso mesmo quando já perderam seus pais; seguem buscando esse pertencimento dentro delas mesmas. Como se os pais ainda estivessem ali e como se essa aprovação ainda pudesse acontecer, mas sabemos que essa obediência não os trará de volta.

Essa ausência de autoaceitação é muito mais comum às mulheres, porque estão sempre desempenhando um papel no mundo que passa pelo universo masculino, antes do delas mesmas. As mulheres costumam ser filhas de..., esposas de..., mães de..., e seu lugar no mundo fica sempre em segundo ou terceiro plano. Ao ocuparem o lugar de esposa, de mãe, a maioria desprende-se de si mesma, sem saber como fazer o caminho de volta, sem nem sequer saber ao certo quais são suas necessidades, desejos, sonhos e sem se ocuparem de suas próprias vidas. Deveria ser uma tarefa fácil, ainda mais para nós mulheres que moramos em grandes metrópoles como Rio de Janeiro ou São Paulo. Mas se formos ao interior de alguns estados, ainda encontraremos aquela mulher que se divide entre o trabalho com a casa, o marido e os filhos, em uma rotina sobrecarregada e exaustiva.

MAS O QUE É O AUTOPERTENCIMENTO?

Autopertencimento é conseguir pertencer si mesma, ser dona das próprias vontades, ter propriedade sobre seus desejos sem sentir necessidade de agradar aos outros e às expectativas que eles têm sobre você. É poder encontrar seus próprios anseios e sonhos sem que eles precisem ser aprovados pelas pessoas mais próximas a você. É reconhecer seu propósito de vida e trilhar seus caminhos para a busca do que te fará plena e feliz.

Deixar de se pertencer é viver uma vida que nos priva de desfrutar das coisas de modo saudável e enriquecedor, nos impedindo de crescer.

No livro *O domínio do amor*, de Don Miguel Ruiz,[26] adepto da filosofia tolteca, o autor defende que viemos a este mundo de "venenos emocionais" e um desses venenos é a imagem de perfeição que criamos e que não é verdadeira. Ela não é real, existe só na nossa mente e costuma ser injusta com nós mesmos. Segundo Ruiz, criamos uma imagem de perfeição para agradar a outras pessoas que, na maioria das vezes, criam um sonho para nós que não tem nada a ver com o nosso.

Travamos uma luta inglória para agradar a pai, mãe, professores e sociedade, sendo que jamais atingiremos esse lugar de perfeição para as outras pessoas. Nos tornamos escravas dessa imagem de perfeição, e é ela que nos diz o que devemos ser, a fim de nos acharmos boas e nos aceitarmos. Como lá no fundo sabemos que não somos perfeitas, acabamos não nos perdoando e nem nos aceitando.

Pagamos um preço muito alto por isso, porque, em nome dessa imagem, mudamos nossos propósitos, sonhos e projetos de vida. Sem perceber, escolhemos caminhos que não seriam nossos, fazemos escolhas que acabam por nos negar e rejeitar a nós mesmas.

Como nos rejeitamos, acabamos por rejeitar tudo o que possa ser positivo em nossa vida, como o direito de ser feliz, e fazemos escolhas que nos colocam em um lugar de rejeição também. Quanto mais nos rejeitamos mais nos punimos e passamos a acreditar que o amor não existe. Inconscientemente buscamos relacionamentos abusivos, pois

---

26 RUIZ, D. M. **O domínio do amor**. 2. Ed. Rio de Janeiro: Best Seller, 1999.

AUTOPERTENCIMENTO

achamos que precisamos nos julgar, nos castigar e, consequentemente, sofrer. Se nos sujeitamos a relacionamentos abusivos é porque aceitamos esse abuso. E, ao final, perceberemos que o limite do abuso que toleramos dos outros está relacionado ao abuso que suportamos de nós mesmos.

Todas as áreas de nossa vida ficam comprometidas, e disso falaremos nos próximos capítulos: o que é oposto ao autopertencimento?

Autorrejeição é quando criamos uma personagem para mostrar para o mundo, porque temos medo de que essa máscara seja descoberta. Por isso tentamos manter essa fachada a todo custo, pois no fundo rejeitamos a nós mesmas.

A autorrejeição pode se apresentar de várias formas, mas, em boa parte do tempo, rejeitamos nosso corpo, nossas formas físicas, porque um padrão de beleza irreal costuma ser vendido pelas capas de revistas e pela indústria de cosméticos. Até que hoje em dia muitas empresas têm buscado retratar mulheres reais, com seus corpos imperfeitos, e mostrando que isso, também, é beleza.

Em muitos momentos, algumas pessoas sofrem autorrejeição quando se deparam com desejos sexuais e afetivos que estão fora do padrão heteronormativo. Antes mesmo que sejam rejeitados pela família ou amigos, passam por um longo período de conflito interno, no qual tendem a se aceitar, mas, durante o processo, podem viver em uma autorrejeição por longos e intermináveis anos.

Aceitar-se e pertencer-se é o caminho para uma vida em harmonia e paz consigo mesma. A autorrejeição, precisa ser tratada com ajuda especializada. Não se aceitar pode trazer muito sofrimento para quem vive se escondendo de si mesma e dos próprios sentimentos.

Para deixar uma imagem que pode resumir todo o conceito de autoaceitação e autorrejeição, trago o estudo do Dr. David R. Hawkins em seu livro *Poder versus força: uma anatomia da consciência*,[27] no qual ele traçou suas investigações sobre a relação das emoções com os níveis de consciência. O estudo de Hawkins tinha como objetivo demons-

---

27 HAWKINS, D. **Poder versus força: uma anatomia da consciência humana**. Loures: Alma dos Livros, 2019.

trar como cada pessoa percebe a realidade de acordo com seu nível de consciência (Expansão x Contração). Sendo assim, as ideias, emoções, ações e vibração corresponderão ao nível consciencial de cada uma.

Enquanto a aceitação tem um elevado índice vibracional, a vergonha que está contida na autorrejeição apresenta o nível mais baixo. Quando nos aceitamos, conseguimos sentir mais alegria, emoção essa que eleva ainda mais nossa consciência.

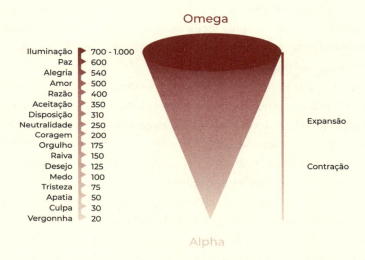

Felipe nasceu no interior de Goiás e veio estudar no Rio de Janeiro, onde passou em uma faculdade pública para cursar Engenharia. Como todos sabem, Goiás é um estado conservador, e assim era a família de Felipe. Ele namorou uma colega de faculdade e chegou a ficar noivo, mas deu um jeito de a moça pegá-lo no flagra enquanto a traía para que ele não precisasse tomar a decisão de romper com o noivado. Felipe não conseguia aceitar sua própria sexualidade e tinha muita vergonha de que as pessoas descobrissem o seu verdadeiro eu. Mesmo já atuando como engenheiro, sendo dono da própria vida e do próprio destino, fugia das relações, fechava-se emocionalmente e, por mais que nutrisse sentimentos por alguns homens que passaram em sua vida, acabava sempre sabotando a própria felicidade e se jogando incansavelmente no trabalho. Felipe, talvez, tenha mais dificuldade de se aceitar do que as pessoas que o cercam. No mundo plural e cheio de diversidade, esse tipo de sofrimento

AUTOPERTENCIMENTO

não deveria mais acontecer, mas, infelizmente, acontece. Só há um jeito de vencer a vergonha: transformando-a em orgulho.

Um caminho para o autopertencimento é a auto-observação, que faz com que você se encontre consigo mesma e passe a se pertencer.

> Eu não caibo mais nas roupas que eu cabia
> Eu não encho mais a casa de alegria
> Os anos se passaram enquanto eu dormia
> E quem eu queria bem me esquecia
>
> Nando Reis[28]

---

[28] NÃO vou me adaptar. Intérprete: Nando Reia. *In*: AO vivo no estúdio. Rio de Janeiro: Biscoito Fino, 2007. Faixa 4.

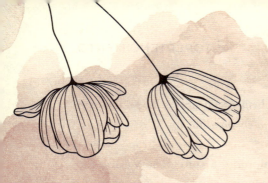

8
Autoestima

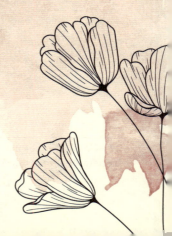

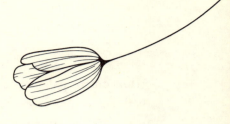

*Que eu seja todo dia como um girassol
De costas pro escuro
e de frente pra luz*
Priscilla Alcantara e Whinderson Nunes[29]

Todos nós já sofremos com algum sentimento de menos valia em algum momento de nossas vidas, mas quando ele parece fazer parte de nós, como se sentíssemos o tempo todo que estamos errados ou fazendo a coisa errada, é porque a baixa autoestima fincou raízes e talvez nem tenhamos nos dado conta.

A autoestima foi citada pela primeira vez em 1892 por William James, um filósofo e psicólogo funcionalista (área de psicologia que procura estudar as funcionalidades da consciência). Segundo seus estudos, autoestima "é uma condição mutável que define como está sua autoimagem".[30] Podemos perceber que é uma avaliação subjetiva de como você se enxerga. Além disso, a palavra "mutável" precisa de atenção, porque nossa autoestima não se perpetua no tempo, sem mudanças. Conforme nossas vivências ou fases da vida, vamos experimentando alterações de nossos sentimentos em relação a nós mesmos.

---

29 GIRASSOL. Intérpretes: Priscilla Alcantara e Windersson Nunes. Rio de Janeiro: Sony Music, 2019.

30 AUTOESTIMA. *In*: WIKIPEDIA. Disponível em: https://pt.wikipedia.org/wiki/Autoestima. Acesso em: 03 jan. 2022.

Dois outros psicólogos, Potreck-Rose e Jacob,[31] complementam o trabalho de James e descrevem os quatro pilares essenciais para definir autoestima, que são autoaceitação, autoconfiança, competência social e rede social que também são os responsáveis por manter nossa autoimagem.

De tudo o que estudei sobre o assunto, concluí que a autoestima é o conjunto de sentimentos que temos por nós mesmos e que engloba nossa aparência física, habilidades, realizações pessoais e profissionais, a sensação de sucesso — pessoal e financeiro — e a vida afetiva. E quando atingimos um nível de satisfação em uma dessas áreas, ou em várias, não somos automaticamente dotados com a autoestima, na verdade, ela decorre do equilíbrio nessas diversas áreas da nossa vida.

Além dos quatro pilares citados anteriormente, considero que a autoestima é composta de seis elementos, que aparecerão neste livro, e alguns deles serão mais aprofundados, a saber:

- **AUTOCONFIANÇA**: uma postura positiva com relação às próprias capacidades e desempenho. Inclui as convicções de saber e conseguir fazer alguma coisa, de fazer bem, de conseguir alcançar alguma coisa, de suportar as dificuldades e de poder prescindir de algo;
- **AUTOACEITAÇÃO**: uma postura positiva com relação a si mesmo como pessoa. Inclui elementos como estar satisfeito e de acordo consigo mesmo, respeito a si próprio, ser "um consigo mesmo" e se sentir em casa no próprio corpo;
- **AUTOAFIRMAÇÃO**: é a capacidade de assumir seu lugar no mundo com força e bondade perante os outros, permitindo-se dizer não, aceitar o que te faz bem e se comunicar com objetividade;
- **AUTOIMAGEM**: é o que percebemos sobre nós mesmos, de bom e de ruim;

---

[31] POTRECK-ROSE, F. e JACOB, G. Os quatro pilares da autoestima. **Negociar**, 4 set. 2009. Disponível em: https://negociar.blogs.sapo.pt/62671.html. Acesso em: 03 jan. 2022.

AUTOESTIMA

- **EU IDEAL**: é o que gostaríamos de ser e não somos e muitas vezes, criamos um ideal inatingível que pode frequentemente nos colocar em um patamar de baixa estima;
- **CONCEITO DE SI**: é a soma de três conceitos: a autoimagem, o eu ideal e a autoestima.

Quero que, neste momento, você pare por um minuto e se pergunte como estão seus pilares de autoestima, em uma escala de 1 a 10? Marque o local em que você está?

AUTOACEITAÇÃO

1	2	3	4	5	6	7	8	9	10

AUTOCONFIANÇA

1	2	3	4	5	6	7	8	9	10

AUTOAFIRMAÇÃO

1	2	3	4	5	6	7	8	9	10

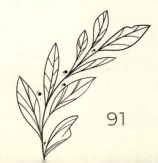

AUTOIMAGEM

1	2	3	4	5	6	7	8	9	10

EU IDEAL

1	2	3	4	5	6	7	8	9	10

CONCEITO DE SI

1	2	3	4	5	6	7	8	9	10

Considero a autoimagem um dos pilares de maior relevância para a construção de perspectiva positiva da autoestima. O livro *O mito da beleza*,[32] de Naomi Wolf, publicado na década de 1990, traz uma séria de questionamentos acerca desse ideal de beleza que é tão exigido de nós, mulheres.

O que seria esse mito da beleza? Nada mais é que uma verdade cultural que quase sempre aprisiona a liberdade feminina. Historicamente, esse mito da beleza fixa padrões estritos e ocidentais, de sucesso e felicidade, que condicionarão o modo de viver de milhares de mulheres, e de uma parcela de homens também. Tem como intuito mantê-las

---

[32] BASTOS, A. O mito da beleza e a prisão que se cria em torno das mulheres. **Delirium Nerd**, 17 dez. 2018. Disponível em: https://deliriumnerd.com/2018/12/17/o-mito-da-beleza-de-naomi-wolf-resenha/. Acesso em: 5 nov. 2021.

AUTOESTIMA

sob o poderio do ideal feminino segundo o olhar masculino, que exige requisitos de beleza praticamente inalcançáveis.

Por isso, a maioria das mulheres vive em uma eterna prisão e culpa com o próprio corpo, gerando uma dificuldade enorme em lidar com sua autoimagem. Nessa prisão em que elas vivem, rejeitando seus corpos, acabam, inconscientemente, rejeitando seus desejos e sua sexualidade, sem se perguntar qual o prazer que buscam e que querem para si. Em muitos casos, a mulher serve apenas para a satisfação desse prazer masculino.

Dentro desse mito da beleza, criou-se a culpa pela comida, em busca de uma magreza doentia, que leva milhares de jovens a óbito em decorrência de problemas alimentares. É essa culpa que condiciona as mulheres a viver em um sistema de asfixia do próprio corpo para satisfazer um padrão estético imposto por outrem.

A dura constatação de que o mito da beleza é mais uma das variadas formas de violência contra as mulheres traz um dado bastante preocupante: somos nós que nos violentamos para sermos belas. Utilizamos diversos recursos como a fome, a não aceitação e até recursos estéticos infindáveis que podem desenvolver o Transtorno Dismórfico Corporal. Transtorno esse que se caracteriza por afetar a percepção que a paciente tem da própria imagem corporal, levando-a a ter preocupações irracionais quanto a defeitos em alguma parte do corpo.

A autoimagem precisará passar pela autoceitação e pela desconstrução desse mito ao assumir o seu poder de recusar a influência negativa desses padrões. Busque o seu ideal, único e personalizado, assim como é a sua impressão digital.

Simone decidiu fazer uma rinomodelação e acabou escolhendo um dentista para realizar o procedimento; provavelmente, porque o custo seria menor que o de um cirurgião plástico ou até mesmo de um otorrino. O que era para ser um procedimento que lhe devolveria a autoestima e melhoraria sua autoimagem acabou ocasionando uma necrose em seu nariz, que precisou ser corrigida com inúmeras cirurgias, deixando o nariz, que até então era perfeito, em um estado assustador. Claro que estamos diante de um caso de imperícia ou erro médico, mas a pergunta que fica é: Simone realmente precisava ter feito esse procedimento? A sua autoestima melhorou ou piorou? Ela precisou fazer inúmeras cirurgias reparadoras para que sua estética voltasse minimamente ao normal.

A autoestima compreende um domínio sobre si mesma que engloba:

- ter confiança em si mesma;
- encarar os conflitos sem medo;
- afirmar-se diante dos outros;
- controlar suas emoções;
- aceitar o que existe na realidade;
- aceitar-se do jeito que você é;
- negociar com os outros.

A construção da autoestima não é uma tarefa das mais simples. Ela se inicia ainda na infância com os nossos pais e familiares, depois na escola com professores e colegas. Todos acabam influenciando a percepção que temos de nós mesmas. Por isso que usarmos palavras afirmativas, enaltecer qualidades e repreender os erros sem ferir pode fazer toda diferença na vida adulta.

A autoestima infantil é o sentimento de valor e importância que as crianças têm em relação a elas mesmas. As crianças que possuem autoestima elevada costumam ter mais coragem e otimismo que as demais. Os pais têm um importante papel nessa construção, e entre os principais pilares estão o estímulo da autonomia da criança e estabelecimento de uma comunicação afetiva com os pequenos. Além disso, é importante confiar nas capacidades deles, incentivando-os e estimulando-os.

O elogio é uma ferramenta poderosa na mudança comportamental e no aumento da segurança infantil,[33] pois o reconhecimento da capacidade da criança funciona como estímulo para que ela continue acreditando em si mesma e se esforçando.

---

33 DESCUBRA como e por que incentivar a autoestima infantil. **Jornal Joca**, 2 fev. 2017. Disponível em: https://www.jornaljoca.com.br/descubra-como-e-por-que-incentivar-a-autoestima-infantil/. Acesso em: 3 jan. 2022.

AUTOESTIMA

Por isso o bullying se tornou tema central de uma série de debates sobre saúde mental. Porque é uma forma de violência psicológica que afeta diversas crianças e adolescentes que passam a ter seu desenvolvimento emocional comprometido. Crianças que foram alvo de bullying, consequentemente, passam a ter baixa autoestima e se tornam inseguras, ansiosas e assustadas.

Vale ressaltar que, quando falamos em rede social, não nos referimos a *Facebook*, *Instagram* e afins, falamos tão somente dos relacionamentos com parentes, amigos, colegas de trabalho, vizinhos e pessoas que, de alguma forma, fazem parte do seu círculo.

Agora que você entendeu o que é autoestima, vamos falar da ausência dela, que comumente chamamos de baixa autoestima, e significa que um dos pilares acima ou até mesmo mais de um está em desequilíbrio. Sua autovalorização está comprometida, você não consegue se enxergar positivamente e isso pode afetar diversas áreas da sua vida.

Não dá para a gente se sentir feliz o tempo todo, algumas vezes é comum estarmos para baixo, mas temos que ter cuidado, principalmente se permanecemos nesse lugar por muito tempo. Se você tem experimentado sentimentos de impotência, tristeza e autodesvalorização constantes, está na hora de prestar atenção ao que vai dentro de você e por que esses sentimentos estão sendo desencadeados. Muitas vezes nossa autocrítica é tão alta que podemos ser as carrascas de nós mesmas.

No mundo em que vivemos hoje, onde a maioria das pessoas estampa uma felicidade e uma vida de glamour, ostentação e sucesso, que quase sempre são mera aparência, precisamos ter cuidado para não nos sentirmos comuns demais a ponto de nos desvalorizarmos ao nos compararmos com uma realidade que não passa de ficção. As definições de sucesso e de estarmos vivendo em plenitude mudaram muito e estão sob uma perspectiva irreal. E muitas pessoas estão vivenciando um sentimento de inadequação e baixa autoestima porque não conseguem atingir esses patamares tão elevados para serem consideradas pessoas de sucesso.

Para fugir da baixa autoestima, precisamos estar atentas e conscientes das nossas próprias emoções, sentimentos, sensações, necessidades corporais e psíquicas. Além disso, precisamos nutrir uma relação de amor e respeito com nós mesmas. E, acima de tudo, cuidar-

Se você tem experimentado sentimentos de impotência, tristeza e autodesvalorização constantes, está na hora de prestar atenção ao que vai dentro de você e por que esses sentimentos estão sendo desencadeados.

mos de nós, antes de cuidar dos pais, dos filhos, dos maridos e dos irmãos. Para quem está acostumada a se colocar quase sempre por último é uma mudança interna muito grande, que precisa ser feita com dedicação, tempo e paciência.

É difícil reconhecer que não estamos com nossos pilares de autoestima na sua melhor forma; consequentemente, nossa vida anda em círculos. Relacionamentos fracassam, aceitamos coisas que estariam na ordem do inaceitável, ficamos em empregos que não valorizam nosso potencial, tudo porque não temos a coragem de reconhecer o nosso verdadeiro valor e não conseguimos dizer não para aquilo que está aquém do que somos e merecemos.

Quando nos contentamos com pouco, parece que vamos recebendo menos ainda. Quando nos medimos por baixo, vamos nos abaixando mais um pouco. Lembre-se do que eu disse na introdução, a velha máxima católica de que "os humildes serão exaltados" acaba por nos levar a lugares de resignação, apoucamento e apatia. Tudo passa a ser normal, vivemos em lugares estreitos onde não cabemos mais e não temos coragem de sair dali. Nascemos do útero, que um dia foi um vasto lugar para nossa semente e que passa a ficar pequeno quando chegamos ao nono mês de vida. Sair dali é doloroso e assustador, mas permanecer pode significar o sufocamento.

Sem perceber, estamos vivendo sufocadas em lugares estreitos que podem estar asfixiando nossa existência todo dia um pouco mais. Vamos morrendo aos poucos. Parece óbvio, mas pessoas com baixa autoestima frequentemente ficam deprimidas e muitas delas chegam ao limite de tentar interromper a própria vida. A depressão por si só já tem um estigma de frescura, de alguém que quer chamar a atenção, mas em muitos casos o sentimento de não ver a luz no fim do túnel para tudo aquilo que já tentamos fazer e muitas vezes nada deu certo toma conta de nós e desistimos por completo.

É muito comum a baixa autoestima levar a experiências ruins nos nossos três principais grupos de convivência: relacionamento amoroso, profissional e familiar. Agora vamos falar um pouco mais sobre os aspectos de cada um e o que podemos fazer para nos sentirmos melhor com nós mesmas nessas áreas.

AUTOESTIMA NOS RELACIONAMENTOS AMOROSOS

Parece frase de para-choque de caminhão, mas é a mais pura verdade: se você não gostar de você quem vai gostar? Não pense que é fácil gostar de si mesma ou até mesmo afirmar para os amigos: eu me amo! É difícil sentir isso na alma, desfazer-se dos medos, recalques, inseguranças que trazemos conosco desde a infância e que se tornam verdadeiros pilares de sustentação dentro de nós. Somos um amontoado de sentimentos bons e ruins, nem nos damos conta disso. O mais difícil é reconhecê--los, e tão logo estejam identificados, eles nos trazem a clareza do que nos diminui perante os outros e passamos a ir retirando a ferrugem de nossa estrutura emocional e psíquica.

Durante décadas e décadas, fomos invadidas pelos filmes de Hollywood ou da Disney, que quase sempre traziam grandes paixões à primeira vista e um final que dizia: foram felizes para sempre. Nunca vimos o que realmente veio depois. Será que ele a traiu? Será que ela conseguiu um trabalho e precisou se mudar para outra cidade e o relacionamento não deu certo? O final feliz fica no nosso imaginário e pertence a um mundo dos contos de fada, literalmente.

Por outro lado, vivemos no país que é o campeão das novelas. Nós nos acostumamos a acompanhar histórias e mais histórias em que o casal só fica junto no último capítulo. Histórias em que a felicidade, a paz e a mansidão são quase impossíveis de serem atingidas, já que os vilões e suas tramas impõem obstáculos quase intransponíveis. Fomos nos acostumando com a ideia de que ser feliz no amor demora e que, até chegar lá, sofreremos muito.

Nossa baixa autoestima fatalmente nos colocará nesse lugar de sofredora constante. Quem nunca disse ou ouviu de uma amiga: "tenho dedo podre para escolher homem"? Quantas vezes repetiu para si mesma: "eu só atraio cafajeste"? Muitas! Isso não é normal! Mas sua baixa autoestima faz com que você escolha homens com um perfil específicos. Eles te colocaram nesse lugar em que você, sem perceber, pode se enxergar como a pessoa que não merece ser amada, desejada e cuidada. Acabará por ser traída, enganada, rejeitada e abandonada.

Como normalmente viemos de famílias nas quais não fomos, necessariamente, saciados de cuidados e afeto, nós nos acostumamos com pouco amor. Isso de não sermos amadas nos é familiar. Sem perceber, nos mantemos nesse lugar em nossas relações, aceitamos relações tóxicas, inclusive, em nome desse pseudoamor. Repetimos para nós mesmas: "mas ele me ama", a qualquer sinal de migalha de afeto. Quando, na verdade, o amor deveria transbordar.

Somos adultas carregando uma "criança ferida" que, sem que percebamos, segue conosco por muito mais tempo do que imaginávamos e quase sempre é com essa criança que entramos nos nossos relacionamentos afetivos. Somos famintos e achamos que seremos saciados pelo outro. Até que compreendemos que é o autoamor que alimenta e que nos permite receber o que outro tiver para te dar. Mas precisamos ter cuidado para não dependermos do outro para nutrir a sua própria existência.

Essa fome de amor nos leva a fazer escolhas ruins e nos coloca no lugar de dependência emocional. Se estamos com fome e alguém chega na nossa vida e nos oferece um hambúrguer suculento, não recusaremos. Entretanto, a oferta desse hambúrguer está condicionada a que sejamos submissos e façamos tudo o que outro quiser. Sempre que tivermos fome, seremos saciados. Aceitamos em nome da sobrevivência mínima de afeto.

Mas, se ao olharmos para dentro da nossa própria mente e coração e percebermos que há um livro de receitas que nos permite cozinhar todas as comidas que quisermos, saberemos que não precisamos aceitar esses pequenos lanches que nos colocam em um lugar de dependência emocional. Se tivermos amor por nós mesmas e pelos outros, e estou falando de abundância, não precisaremos nos sujeitar a nada disso. Porém, se estivermos famintas, seguiremos dando tudo de nós em nome de migalhas que jamais nos deixarão completas.

Recentemente completei cinquenta anos e passei boa parte da minha vida fazendo análise ou terapia, mas percebi que boa parte dos meus processos terapêuticos eram muito racionalizados, eu compreendia o porquê das minhas vivências, no pensamento, mas pouco processava minhas emoções nesse sentido, o que não me permitia curar certas dores mais escondidas. Somente há pouco tempo, percebi que ainda tinha dores da minha criança ferida. E, se hoje escrevo este livro, é porque sinto que curei ou estou curando boa parte delas.

Nesse processo, tive a ajuda da minha terapeuta, que vem me ensinando a cuidar e curar essa criança ferida. Somos adultas que, sem perceber, carregamos crianças assustadas, com medo e desprotegidas, que muitas vezes foram obrigados a engolir o choro, congelar as emoções e trancar o coração. Hoje, sou eu que cuido dela, converso com ela e digo para ela todos os dias, massageando o meu chakra cardíaco: "Cris, está tudo bem, eu tomo conta de você, você não está sozinha". Ao final, dou um abraço em meu corpo, para que eu compreenda, que sou eu que me amo e me nutro antes de qualquer pessoa.

BAIXA AUTOESTIMA PROFISSIONAL

Boa parte do nosso tempo é dedicado ao desenvolvimento profissional. Entretanto nossos pensamentos e sentimentos sobre nós mesmas na nossa esfera pessoal refletirá no campo profissional. Talvez seja justamente nessa esfera de nossa vida que apareçam nossos fantasmas e os nossos medos mais secretos, caso tenhamos dúvidas das nossas capacidades.

Quem escreve, como eu, tem vontade de jogar fora um texto que levou dias para ficar pronto. Depois de pronto, ficamos com receio de enviar com medo de uma recusa. E, se recebermos um feedback negativo, todas as nossas crenças sobre nós mesmas parecem se concretizar.

No ano de 2020, a Netflix lançou a série *O gambito da Rainha*, que se tornou um enorme sucesso e foi assistida por mais de 62 milhões de pessoas ao redor do mundo.[34] Em entrevista à BBC, seu produtor Allan Scott disse que levou 30 anos para a série ser comprada, ela teve nove

---

[34] 'O GAMBITO da Rainha' é a minissérie original mais assistida da Netflix. **Splash**, 23 nov. 2020. Disponível em: https://www.uol.com.br/splash/noticias/2020/11/23/gambito-da-rainha-recorde.htm Acesso em: 3 jan. 2022.

Está tudo bem, eu tomo conta de você, você não está sozinha.

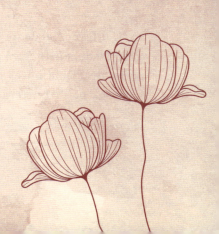

versões e de cada estúdio a que ele mostrava o roteiro, costumava ouvir: "ninguém se interessará por xadrez".[35]

A autoestima profissional é a percepção das nossas capacidades, talentos e o valor daquilo que entregamos. Na verdade, é uma valoração completamente subjetiva, já que cada pessoa tem um grau de exigência maior ou menor consigo mesma. Nem sempre usamos um parâmetro justo para nos avaliarmos; por isso, precisamos nos valer da autocompaixão nessas horas.

É muito comum, principalmente com mulheres, termos uma enorme dificuldade em precificar e cobrar pelos serviços profissionais. Se isso acontece com você, está na hora de reconhecer o seu valor, empinar o nariz e dizer: eu cobro tanto. Claro que a pessoa pode achar caro, mas é esse o valor do seu trabalho e só você sabe quanto tempo levou para construir todo seu conhecimento e expertise naquilo que você é boa.

No ambiente profissional, a autoestima poderá se apresentar de duas formas.

- **SAUDÁVEL**: Nem sempre temos controle sobre a receptividade do nosso trabalho, mas sabemos o grau de comprometimento e busca de aperfeiçoamento constante. Ao final, sempre olharemos para nossos resultados com satisfação, ainda que saibamos que sempre poderemos melhorar;
- **TÓXICA**: Surge a partir de um desequilíbrio da nossa leitura sobre nós mesmas e como os outros nos enxergam. Nossa visão, oscilará entre a supervalorização ou o desprezo total pelo nosso trabalho.

O diferencial de ter uma boa autoestima é se sentir mais enérgica e motivada, ela te trará iniciativa, autoconfiança e perseverança para permanecer em busca do seu crescimento. Isso não quer dizer que a pessoa não cometerá erros, mas terá autorresponsabilidade para

---

[35] CURIOSIDADES sobre O Gambito da Rainha. **Casos, acasos e livros**. fev. 2021. Disponível em: http://www.casosacasoselivros.com/2021/02/curiosidades-sobre-o-gambito-da-rainha.html. Acesso em: 3 jan. 2022.

assumi-los e corrigi-los quando necessário, afastando qualquer possibilidade de autopiedade.

Pessoas com baixa autoestima profissional terão um comprometimento sério com a produtividade, terão altos índices de procrastinação e quase sempre farão escolhas profissionais menos ousadas. Elas sempre se acharão indignas de certas oportunidades, pois nunca se acharão boas o suficiente para ocupá-las. Serão sempre dotadas de uma visão pessimista de si.

DESENVOLVENDO A AUTOESTIMA PROFISSIONAL

- não se compare aos outros: compare sua caminhada com seu próprio progresso;
- não tenha a autoestima como um objetivo: tentar ser o melhor de todos pode lhe cobrar um preço alto por causa do desgaste de representar uma imagem que pode não ser real;
- mude sua mentalidade: quando errar, não se recrimine. Reflita e passe a ser mais atenta;
- celebre suas conquistas e foque suas qualidades: quando receber um elogio, mentalize e perceba quais qualidades suas eles reforçam;
- esteja sempre em busca do autoconhecimento: saiba que essa busca é permanente e interminável, mas nunca desista de se conhecer melhor.

BAIXA AUTOESTIMA FAMILIAR

Sempre que falo de questões familiares, tento ser o mais imparcial possível. Afinal se nossos pais erraram, foi porque eles não souberam fazer de outro jeito e, na certa, fizeram o que consideravam ser o certo para nos tornarmos o melhor que poderíamos ser. Isso não afasta, no entanto, a realidade de que muitos pais podem contribuir para uma baixa autoestima dos seus filhos, seja pelas ações, omissões ou até mesmo pela crítica.

Há uma frase que li outro dia e me chamou muita atenção: "a autoestima do seu filho lhe abrirá mais portas que suas notas escolares" de Marcia Tosin.[36] E, para mim, faz todo o sentido. Claro que um bom rendimento escolar é importante, mas volta e meia me pergunto: o que minhas notas vermelhas em química e física me impediram de experimentar profissionalmente se me tornei escritora? Nenhuma das conquistas que obtive até hoje foram impedidas por elas, apenas trouxe comigo um sentimento de inadequação e de pouco valor cognitivo que não corresponde à verdade. Igual a mim, existem milhares de pessoas.

Então sugiro alguns cuidados para que a autoestima dos seus filhos não seja comprometida:

1. evite criticá-los no verbo ser: caso eles cometam algum erro, não use "como você é burra!" nem "como você é tonta!";
2. Evita chamar a atenção deles em público: quando seus filhos fizerem algo errado, não os reprove diante dos outros, leve-os para um lugar em particular e chame a sua atenção;
3. Não retome erros do passado: uma vez que o erro já tenha sido apontado e repreendido, evite falar toda vez que não quer que aquilo volte a acontecer;
4. Não os compare com os outros: nem com irmãos, primos ou colegas da escola. Cada criança tem um talento, descubra qual é o talento do seu filho e o incentive;
5. Revise sua própria autoestima: se você for uma mãe crítica, isso pode significar que você precisa trabalhar mais sua autoaceitação e autoestima antes de comprometer a do seu filho.

Certa vez escrevi uma crônica que foi originalmente publicada na *Revista de Domingo* do jornal *O Globo* com o título "Um amor que nos traga flores"[37] que fala dos gestos românticos que muitas vezes espera-

---

[36] TOSIN, M. (Brasil). KAR ASSESSORIA PEDAGOGICA. 9 out. 2020. Facebook: karassessoriapedag. Disponível em: https://www.facebook.com/karassessoriapedag/posts/674355366562833/. Acesso em: 03 jan. 2022.

[37] BISCAIA, C. Um amor que nos traga flores. **Revista Aeronáutica**, Rio de Janeiro, n. 296, p. 21, jan./abr. 2017.

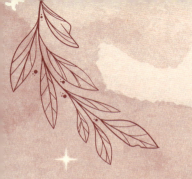

Uma das coisas mais difíceis de se fazer por si mesma é se perdoar.

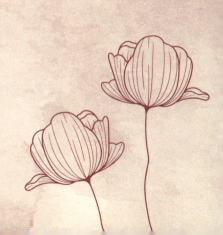

mos receber de quem amamos. Nesse movimento de autoamor, tenho comprado flores para minha casa para deixá-la mais colorida e alegre, refletindo um pouco meu estado de espírito.

Esse é o Girassol da autoestima, imagine que você deu essa flor de presente a si mesma. Agora, em cada pétala, escreva uma qualidade sua e coloque seu apelido mais afetuoso no centro. Se quiser baixar a imagem e colocá-la em seu mural de visualização, acesse o QR Code.

http://poderdoautoamor.com.br

AUTOESTIMA

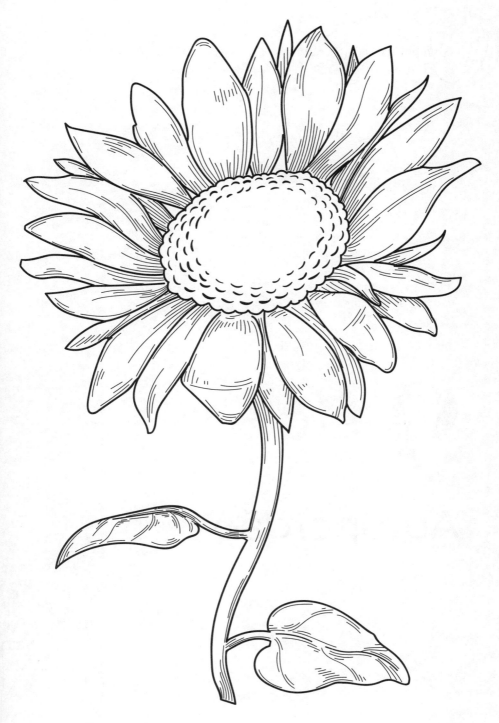

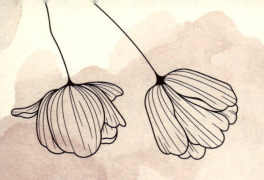

9
Autoperdão

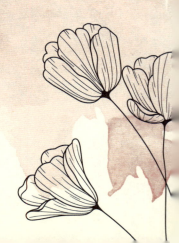

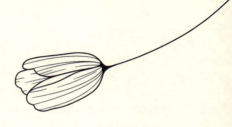

Por mais que todas saibamos do velho ditado "ninguém é perfeito", sempre nos culpamos por nossos erros. Porém jamais existiu alguém no mundo que tenha vivido uma vida livre de dúvida, medo ou negatividade; nem o mais iluminado dos monges, dos sacerdotes ou de qualquer ser em busca do nirvana.

Isso terá acontecido pelos mais variados motivos: egoísmo, ignorância, negligência ou até mesmo insegurança. A velha tática de guerra, "a melhor defesa é o ataque", também está presente nas relações humanas. Talvez você já tenha machucado alguém e que tenha sido machucado inúmeras vezes e isso pode ter levado você a criar uma armadura tentando recuperar sua autonomia e autoestima.

Percebo que muitas pessoas carregam um arrependimento enorme por causa do modo com que se trataram ao longo dos anos. Ainda que você tenha tomado uma decisão ruim no passado e que tenha impactado negativamente sua vida, ainda que você tenha se permitido entrar naquele relacionamento que tanto te feriu, você não tinha uma bola de cristal para saber o verdadeiro impacto de suas escolhas no futuro. Não era possível adivinhar as erradas, as renúncias que deixaram de ser feitas, o medo de ousar em nome da segurança que tanto aprisiona, a falta de coragem de mudar de carreira e carregar a sensação de que se perde um tempo precioso da vida em um trabalho que não te faz feliz. Ao final, você pode ter uma profunda raiva ou amargura consigo mesma pela forma como negligenciou sua trajetória, comprometendo sua saúde, sua autoestima e sua felicidade.

Acredito que uma das coisas mais difíceis de se fazer por si mesma é se perdoar. A maioria de nós está muito ocupada fazendo um milhão de coisas e precisamos compreender que nem tudo sairá como planejado, e isso precisa ser consciente. Esteja atenta a tudo o que você faz e se você começar a sentir que está sendo dura demais consigo mesma, talvez seja melhor parar e, se acarinhar um pouco e se pedir perdão.

É preciso muita força para perdoar a si mesma. Porém se você guarda velhos rancores contra si, como vai seguir seu caminho para o futuro? Como você se sentirá bem? Será que isso tudo não pesa na sua bagagem? Como diz o filósofo clínico Beto Colombo em seu livro *Todo caminho é sagrado:*[38] "Prometi para mim mesmo na volta para casa, reduzir o peso da minha mochila existencial".

Quando você compreende que meditar sobre velhos assuntos não vai ajudar, você pode começar a perceber que é isso que a está arrastando para baixo. Perdoar a si mesma e superar é a melhor forma de avançar para um futuro mais brilhante e sem peso.

Arrependimentos, chances desperdiçadas e antigos problemas não te levarão a lugar nenhum. Então chegou a hora de aprender a se perdoar. Como fazer isso? Simplesmente fazendo algumas das coisas listadas abaixo.

- Para seguir em frente, você terá que fechar as portas do seu passado. Não permita que suas vivências passadas definam quem você é hoje.
- Não carregue histórias que não tenham mais significado. Você precisará começar do zero quando for necessário. Conforme você for criando novas memórias, poderá contar uma nova história diferente que te permitirá mudar a forma como você se enxergará daqui por diante.
- Perdoar a si mesma requer muita paciência e habilidade. Mas se você consegue perdoar os outros, pode fazer o mesmo por você.

---

[38] COLOMBO, B. **Todo caminho é sagrado**. São Paulo: Editora Gente, 2021.

- Vire a página da sua vida. O autoamor emana do perdão a si mesma pelas coisas que aconteceram no passado e também por ver a beleza dos momentos presentes.
- Perceba que você fez o melhor que podia quando provavelmente não tinha o autoconhecimento que tem hoje, nem a mesma maturidade e autoconfiança.
- Ao final, perceba que nem tudo está sob seu controle. Algumas coisas aconteceram e, talvez, não tivesse nada que você poderia ter feito que mudaria o rumo dos acontecimentos. Perdoe-se de uma vez por todas.

Ainda não inventaram uma máquina do tempo que nos permita voltar atrás e refazer nossas ações. O que está feito está feito. O passado já foi, está acabado. Os resultados negativos do que fizemos já estão consumados, por mais que sejam difíceis de aceitar. Não há nada, hoje, que possamos fazer para voltar e mudar nossas escolhas e decisões. Apenas uma coisa é perene e irremediável: o aprendizado.

O lado bom disso é que ninguém terá passado por essa vida vivendo uma vida perfeita ou tentando ser uma pessoa perfeita. Quem chegou na metade da vida sem falhas ou erros foi porque arriscou pouco e, talvez, nunca tenha aprendido, crescido, mudado ou se desenvolvido. Nenhuma trajetória de vida passa ilesa aos dissabores, às dores e à tristeza que, muitas vezes, nossas próprias escolhas nos infligem. Como bem diz Elbert Hubbard:[39] "o maior erro que você pode cometer é o de ficar o tempo todo com medo de cometer algum".

A cultura oriental é repleta de sabedoria e ensinamentos. Gosto muito da história do surgimento do *kintsugi*,[40] uma bela técnica artesanal que tem o objetivo de reparar peças de cerâmica que se quebraram. Tudo começou com o *shogun* japonês, *Ashikaha Yoshimasa*, que enviou uma tigela que havia comprado na China para ser consertada no país de

---

[39] HUBBARD, E. **Citações e frases famosas**. Disponível em: https://citacoes.in/citacoes/109124-elbert-hubbard-o-maior-erro-que-uma-pessoa-pode-cometer-na-vida-e/. Acesso em: 3 jan. 2022.

[40] Kintsugi. *In:* WIKIPEDIA. Disponível em: https://pt.wikipedia.org/wiki/Kintsugi. Acesso em: 3 jan. 2022.

origem, no final do século XV. Quando a cerâmica retornou, ele ficou desapontado com o resultado, visto que a haviam fixado com grampos de metal que ficaram aparentes. Yoshimasa resolveu procurar os artesãos do seu próprio país, para que encontrassem uma solução mais estética e duradoura. Foi, então, que eles decidiram encaixar e unir os fragmentos com um verniz polvilhado com ouro, restaurando a forma original da cerâmica, embora as cicatrizes douradas e visíveis tenham transformado sua essência estética. O kintsugi evoca o desgaste que o tempo provoca nas coisas físicas, dando valor às nossas imperfeições.

Não podemos dissimular as linhas de fissura do nosso ser em permanente construção e evolução. Assim como as peças tratadas com o kintsugi, nós também exibimos feridas em nosso passado. E foram elas que nos trouxeram uma nova beleza e uma nova vida. Somos únicas, e todos os nossos fragmentos mais desajeitados podem ganhar nova beleza e intensidade.

Uma boa tradução para kintsugi, seria "carpintaria de ouro", transformando peças simples e produzidas em escala em objetos que se tornaram mais admiráveis depois que quebram. Acredito que podemos utilizar esse aprendizado como uma poderosa metáfora para ensinar resistência, amor-próprio e autoperdão perante os erros. Preencha com ouro aquilo que tem dificuldade de perdoar em você.

Segundo o ensinamento do líder espiritual indiano, Sri Sri Ravi Shankar[41] diz: "Tantas coisas aconteceram no passado, algumas agradáveis e outras desagradáveis, todas elas se foram. Da mesma forma, o que acontece hoje vai desaparecer amanhã. Esta é sua própria experiência. Quando você vê que tudo está mudando, tudo está desaparecendo, então você se torna tão sólido, tão forte, ao mesmo tempo tão suave e centrado".

A vida é uma contínua impermanência de sentimentos, emoções, relações e da nossa própria existência. Permanecer se culpando por coisas do passado é escolher viver sem ver as cores da vida. Por isso o autoperdão é tão importante.

---

41 REIST, P. L. 10 Afirmações para o autoperdão. **Arte de viver**. Disponível em: https://www.artofliving.org/br-pt/10-Afirmacoes-para-o-autoperdao. Acesso em: 3 jan. 2022.

AUTOPERDÃO

Não podemos confundir autoperdão com autopiedade, que seria ter pena de si mesma, em uma clara vitimização, sempre culpando os outros ou as circunstâncias externas escolhendo para si mesma o lugar não da dor, mas do sofrimento, da reclamação, da queixa que só reverbera o azedume. O vitimismo é muito comum em pessoas que querem que os outros sintam pena delas, para que, assim, consigam se sentir amadas. Abandone esse padrão, jamais sinta pena de si. Aceite que o amargo também faz parte da vida. O autoperdão é a forma de transformar a autopiedade em uma ação positiva.

Precisamos falar da culpa e da vergonha, forças poderosas que quase sempre nos aprisionam. Elas são implacáveis ao nos martirizarem quanto a nossas falhas e arrependimentos, ao ponto de se tornarem uma autotortura e um constrangimento cruel capaz de levar à paralização, em vez de trazer oportunidades de crescimento e maturidade.

Gostaria de tocar em um assunto muito delicado, que é a violência contra a mulher nas suas mais variadas formas, seja física, moral ou psicológica. Pesquisas revelam que muitas mulheres tendem a se sentir culpadas por essas agressões, quando não muito, são indagadas de maneira inquisidora: o que podiam estar fazendo de errado para que aquilo tivesse acontecido?[42] Bem, nenhuma forma de violência pode ser culpa da vítima. Muitas delas representam relacionamentos abusivos e algumas mulheres não conseguem sair dessa teia.

O autoperdão pode ser exercitado através de pensamentos e afirmações. Falar e ouvi-las em voz alta pode ajudar a criar novos caminhos para sua própria escuta. Com o tempo você perceberá que sua jornada se tornará mais positiva que negativa. Ao dizer as afirmações com convicção, você vai crer ainda mais na força que o autoperdão terá sobre você. É como a velha técnica: finja até conseguir.

---

[42] MAC, A.; SANTANA, P. "A mulher se sente culpada mesmo sendo vítima", alerta especialista sobre Lei Maria da Penha. **Estado de Minas**, 07 ago. 2020. Disponível em: https://www.em.com.br/app/noticia/gerais/2020/08/07/interna_gerais,1174198/mulher-sente-culpa-mesmo-sendo-vitima-especialista-lei-maria-penha.shtml. Acesso em: 12 jan. 2022.

Aqui estão 10 afirmações para o autoperdão para começar.[43]

1. Eu me perdoo pelas minhas decisões e ações passadas.
2. Eu libero padrões negativos de pensamento e comportamento.
3. Eu tenho a coragem de reconhecer a luz dentro de mim;
4. Eu sou capaz de curar.
5. Eu libero a vergonha, a raiva, a culpa e o embaraço.
6. Eu sou um ser de amor, compaixão e paz.
7. Eu confio em mim mesma para construir um futuro melhor.
8. Eu estou aprendendo e crescendo a cada dia.
9. Eu tenho paciência e compreensão comigo.
10. Eu sou uma boa pessoa.

Incorpore essas afirmações à sua vida. Fale em voz alta olhando para um espelho. Escreva afirmações que lhe toquem o coração e coloque em seu ambiente de trabalho. Use algumas delas nas suas meditações.

O autoperdão não acontece da noite para o dia. Você precisa abordá-lo exatamente como abordaria o perdão de outra pessoa: com a falta de ego, um coração compassivo e uma mente paciente e perseverante.

---

43 REIST, P. L. *op. cit*.

Permanecer se culpando por coisas do passado é escolher viver sem ver as cores da vida.

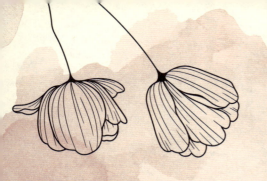

10
Autocompaixão

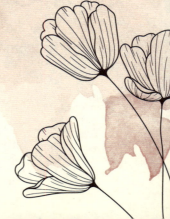

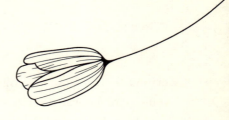

Todos nós estamos familiarizados com a autocrítica. Alguém já nos chamou à realidade e sugeriu que revisássemos nossas atitudes a fim de nos criticarmos e reconhecermos onde erramos. Ao nos autocriticarmos seremos capazes de avaliar nossos erros e acertos, qualidades e defeitos.

A autocrítica pode ser sinônimo de autojulgamento. A verdade é que costumamos ser muito duros com nossa própria crítica. Ao nos depararmos com nossos erros, falhas ou defeitos, automaticamente já nos colocamos no rol dos incompetentes, nos considerando inúteis ou insuficientes.

Precisamos ter muito cuidado ao nos julgarmos e nos criticarmos tendo como referência padrões irreais. Não podemos julgar nosso excesso de peso se tivermos como padrão estético de beleza as capas de revistas. Não podemos julgar nosso sucesso pela conta bancária do Mark Zuckberg. Se mirarmos nesse tipo de padrão, fatalmente nos sentiremos abaladas, propensas à autocondenação ou autodesvalorização.

Como disse anteriormente, os índices de insegurança, ansiedade e depressão são cada dia mais comuns. Em parte, o fato se deve ao nosso severo autojulgamento e uma consequente autopunição ao sentirmos que podemos estar perdendo no jogo da vida, tendo como padrão a beleza e riqueza que vemos nas redes sociais.

Seguindo no pensamento cristão, aprendemos a exercer a compaixão com o próximo, mas, talvez, tenhamos dificuldade em exercê-la conosco. Dificilmente encontraremos alguém a quem sejamos tão críticos e duros quanto somos conosco. Sendo que muitas vezes, não temos a real noção disso.

O psicólogo Paul Gilbert[44] criou a terapia da compaixão ou terapia focada na compaixão. Mas você sabe o que é compaixão? É o desejo de diminuir a dor de outra pessoa, tentando promover o bem-estar e prestando ajuda. A compaixão compreende:

1. **cuidar do bem-estar**: a vontade de querer aliviar o sofrimento, o estresse, a dor;
2. **ter sensibilidade**: a sensibilidade ao que está ocorrendo, especialmente no que tange às necessidades;
3. **ter simpatia**: significa ter ligação emocional;
4. **desenvolver tolerância ao estresse e às emoções**: relaciona-se com a aceitação do que ocorre e com deixar de lado tendência de querer se afastar ou não olhar e observar a dor e o sofrimento;
5. **ter empatia**: é a capacidade de ver o mundo através do olhar do outro ou de conseguir ver e aceitar o próprio percurso, a própria história, bem como os pensamentos e sentimentos;
6. **não julgar**: adotar uma postura em que se pare de criticar, condenar, rejeitar. É importante lembrar que a palavra inglesa *judgement*, embora signifique também julgamento, no dia a dia é bastante usada como sinônimo de crítica.

Gilbert percebeu que os pacientes tratavam a si mesmos de uma maneira muito severa, sempre usando de críticas, hostilidade, raiva e desprezo. A busca da terapia focada na compaixão é a possibilidade de o paciente desenvolver uma atitude mais compassiva consigo mesma, encontrando uma escuta, na sua voz interior amorosa, amiga e calorosa. Precisamos nos acolher da mesma forma que esperamos ser acolhidas pelos nossos amigos.

---

44 SOUZA, F. O que é a terapia da compaixão? Paul Gilbert. **Psicologia MSN**. Disponível em: https://www.psicologiamsn.com/2015/12/o-que-e-a-terapia-da-compaixao-paul-gilbert.html. Acesso em: 18 set. 2021.

- Pense em algo que você deveria fazer mas ainda não fez e está se cobrando por isso. Agora, em vez de se criticar ou se cobrar de uma maneira bruta, procure falar para si mesma o que você tem que fazer como se estivesse falando com um amigo ou com uma pessoa muito querida e especial, com um tom de voz amigável, carinhoso e amoroso.

COMO VENCER A AUTOCRÍTICA?

Fomos educados como indivíduos que vivem entre a punição e a validação. Porém nossa mente tentará focar sempre as possibilidades que possam evitar as punições, preferindo não ir em busca das recompensas.

Nossa vida escolar começa com a validação, quando recebemos elogio das professoras: "Parabéns! Muito Bom! Belo trabalho!" Mas aí esses elogios vão desaparecendo, sendo substituídos por X ou √, e passamos a ter medo das notas baixas, de repetir de ano, de não passar no Enem.

A punição externa vai gerando uma insegurança e um pavor inconsciente que faz com que os estudantes tentem evitar resultados negativos a todo custo, em vez de buscar, efetivamente, os resultados positivos. O foco está na não punição, muito mais que no reconhecimento. Sem perceber, essa crítica, vai sendo internalizada e passa a ser um juiz de plantão 24 horas dentro de nossa mente, transformando-se em uma autocrítica que pode minar parte de nossas habilidades, capacidades e talentos.

Mas será que conseguimos nos elogiar e nos validar na mesma proporção com que nos autocriticamos? Criar um sistema de recompensas para aquilo que nos propomos a fazer e deu certo pode surtir um efeito enorme no nosso bem-estar. É como o elogio da professora, que será sempre uma motivação a mais.

É necessário compreender que, por trás dessa severa autocrítica a

> Ao nos depararmos com nossos erros, falhas ou defeitos, automaticamente já nos colocamos no rol dos incompetentes, nos considerando inúteis ou insuficientes.

qual nos impomos, há algo escondido: a necessidade de controle. Isso pode ser herança familiar, uma vez que pais de pessoas autocríticas costumam ser potencialmente controladores. Pais que frequentemente culpabilizam os filhos por seus erros, acabam ensinando que eles não podem errar ou que se errarem serão responsáveis por esses erros. A mensagem que fica no final é que a imperfeição pode e deve ser evitada.

Aqui peço licença para falar da autora Brené Brown e de seu estudo minucioso sobre a imperfeição no livro *A arte da imperfeição*.[45] A autora defende que assim como a coragem precisa ser praticada, o mesmo deve ser feito com a compaixão. Quando introduzimos a compaixão em nossas vidas e passamos a agir de modo compassivo com nós mesmas e com os outros, acabamos nos sentindo mais conectadas com a vida e passamos a buscar o outro e estabelecer vínculos com ele.

Brown menciona também em seu outro trabalho, *A coragem de ser imperfeito*,[46] que existe uma cultura da escassez, que nos assola e não é material, a cultura de não sermos boas o suficiente. Estamos sempre olhando para nós e dizendo algo do tipo: "não sou poderosa o bastante, não sou rica o bastante ou não sou magra o bastante". Claro que esse sentimento está fortemente condicionado na comparação. Segundo a autora:

> A escassez é o problema de nunca SER ou TER o bastante. Ela triunfa em uma sociedade onde todos estão hiperconscientes da falta. Tudo, de segurança e amor até dinheiro e recursos, passa por uma sensação de inadequação ou falta.

Vivemos naquela máxima que a grama do vizinho sempre é mais verde, sem termos certeza se ela é ou não artificial. Buscamos um padrão de perfeição, que pode ser uma visão fictícia de uma vida que pode não ser real.

---

[45] BROWN, B. **A arte da imperfeição:** abandone a pessoa que você acha que deve ser e seja você mesmo. 1. ed. Rio de Janeiro: Sextante, 2020. p. 25.

[46] BROWN, B. **A coragem de ser imperfeito**. 1. Ed. Rio de Janeiro: Sextante , 2013. p 23.

Precisamos nos acolher da mesma forma que esperamos ser acolhidas pelos nossos amigos.

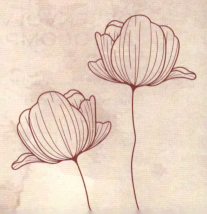

Ser imperfeita demonstra nossa vulnerabilidade e, para muitas, ser vulnerável é sinônimo de fraqueza. Como diria o poeta Fernando Pessoa, escrevendo como Bernardo Soares:[47] "adoramos a perfeição, porque não a podemos ter; repugna-la-íamos se a tivéssemos. O perfeito é o desumano porque o humano é imperfeito". Quanto mais perfeitas tentamos ser, mais nos tornamos artificiais e irreais ao olhar dos que nos cercam.

Quando fomos repreendidas na infância por nossos erros, ficamos com a lição de que não podemos errar, o que é irreal. Claro que não sentimos prazer quando erramos, mas, para algumas pessoas, o erro e a imperfeição são praticamente intoleráveis.

Uma outra maneira de exercer a autocrítica é na prática reiterada da autodepreciação, que é comum em muitas pessoas com baixa autoestima e que temem muito serem inferiorizadas. Ao se autodepreciarem ou anunciarem de antemão a própria derrota, se amaldiçoam, inconscientemente, torcem contra si e antes mesmo de passarem a vergonha de serem apontadas pelos demais, optam por se autocriticarem, tirando do outro o pseudogosto da vitória. Você fala de si do mesmo jeito que falaria de alguém que ama ou respeita?

Se uma pessoa que você ama muito for participar de uma competição, você torcerá por ela, a incentivará e motivará, ou desde o início lhe dirá: "você não tem a menor chance" ou "já perdeu!"? A maioria de nós é capaz de motivar os outros e torcer contra si mesma. "Mas é claro que você vai ganhar, você se preparou horrores e é super comprometida; diferente de mim que não sirvo para essas coisas. Já sabe, né? Tropeço até na minha alma."

DESENVOLVENDO A COMPAIXÃO E AUTOCOMPAIXÃO

A prática da compaixão é composta por diversas estratégias em que buscamos a compaixão pelos outros e desenvolvemos a autocompaixão

---

47. PESSOA, F. **Livro do desassossego**. São Paulo: Editora Schwarcz, 1997. p. 427.

por nós mesmas. Existem diferentes estratégias para o desenvolvimento da compaixão.

Todas nós somos capazes de ter compaixão pelos outros e de desenvolver a autocompaixão por meio do mindfulness e da escrita terapêutica.

1. Tente levar sua mente para um lugar seguro, que te traga a sensação de calma, tranquilidade, paz e segurança e que possa ser facilmente lembrado em situações de estresse.
2. Escreva uma carta compassiva para si mesma. Nessa atividade há o evidente distanciamento da atitude crítica e ocorre a compreensão de que não se trata de aumentar a culpa a fim de resolver o problema e a dificuldade.

Para que possamos desenvolver a autocompaixão, será necessário que reconheçamos nosso próprio sofrimento. Não podemos trabalhar nossas dores, sem ao menos reconhecermos que elas existem. Entretanto a maioria das pessoas não consegue reconhecer que está sofrendo e se fecha no orgulho, condiciona-se a não reclamar. Na verdade, precisamos compreender que todo mundo é digno de compaixão, mas por que não começar praticando-a conosco?

Você já deve ter ido à alguma festa com suas amigas e, de repente, estavam falando mal de alguma outra menina, de quem provavelmente não gostavam tanto. Criticaram a roupa, torceram o nariz para o cabelo e até riram do jeito desengonçado como ela dançava. Hoje, você trava esse mesmo diálogo com você. Mais ou menos assim:

Cristina 1
Faz uma escova para ir na festa hoje!

Cristina 2
Me Deus, você vai ter coragem de sair com esse cabelo? Você fez essa escova como a sua cara!

Cristina 1
Ai! Hoje eu tô doida pra me acabar de dançar!

Cristina 2
Para de dançar, não vê que só tem você na pista?

Se bem que ser a única da pista nunca foi um problema para mim. Quase sempre, eu e meu amigo de infância, Otávio, abríamos a pista. Mas esse pequeno diálogo é um exemplo de como você pode ser autocrítica ou até mesmo autoabusiva com você, cerceando parte da sua natureza.

> Você fala de si do mesmo jeito que falaria de alguém que ama ou respeita?

Uma pesquisa apontou que pessoas com pais muitos críticos na infância são mais propensas a serem mais autocríticas quando adultas. Pois, quando crianças, acreditaram que apenas sendo perfeitas é que seriam dignas de amor. Como a perfeição é inalcançável, elas já se moldam com o sentimento de não serem suficientes.

DA PUNIÇÃO AO ELOGIO

Pode parecer surpreendente chegar à conclusão de que uma mesma atividade pode ser tanto uma autopunição quanto um ato de autoamor, dependendo da intenção por trás disso. Uma aula de ioga pode ser um castigo se você estiver se sentindo culpada por pensamentos de preguiça, como pode ser também uma forma de recompensar a si mesma por ter lutado durante uma semana ou um esforço para mudar para um diálogo mais amoroso com seu próprio corpo. Tudo dependerá dos pensamentos e intenções que estiverem te guiando nessas ações. Elas são atos de punição ou de recompensa para você mesma?

Pergunte-se sempre o que te move. Pergunte-se se suas escolhas são suas ou se é o seu desejo de se punir para agradar outras pessoas esperando que elas te elogiem.

Não existirá crescimento pessoal, nem a construção de um novo eu, que esteja em dia com seu autoamor, sem praticar a autocompaixão com suas vulnerabilidades.

Para que possamos desenvolver a autocompaixão, será necessário que reconheçamos nosso próprio sofrimento. Não podemos trabalhar nossas dores, sem ao menos reconhecermos que elas existem.

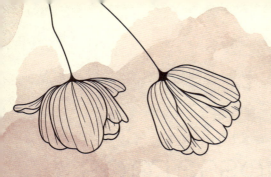

11
Autoconfiança

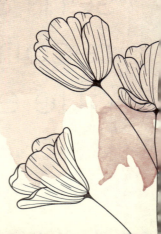

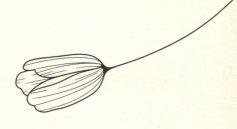

Imagine que estamos na virada do ano e está na hora de você fazer suas resoluções para o ano que está para começar. Você colocou na lista: fazer atividade física três vezes por semana, parar de fumar e emagrecer. Você começa firme, leva a sério seu compromisso por duas ou três semanas e quando fevereiro já estiver para chegar, você já começa a encontrar as velhas desculpas da falta de tempo e, logo depois, já estará se sentido frustrada por ter falhado com você mesma.

Quando você se cobra por não ter atingido metas irreais ou não alinhadas com seus valores, como você se sente?

INSEGURANÇA	AUTOCONFIANÇA
Preciso tomar uma grande decisão e não sei ao certo o que fazer. Perguntarei para todo mundo e vou decidir de acordo com o que me disserem.	Eu posso consultar algumas pessoas importantes na minha vida quando preciso tomar alguma grande decisão. Porém eu sei como isso refletirá em mim internamente e de acordo com minhas preferências e autoconfiança, saberei o que é melhor para mim.
Quando alguém faz um comentário que não me agrada, fico quieta, sabendo que sou provavelmente a única que se sente assim.	Quando alguém não se sente bem comigo, eu me defendo, sentindo-me confiante de que fiz a escolha certa e honrei bem meus valores.
Estabeleço metas de acordo com as metas de outras pessoas. Se elas conseguem realizar, por que eu não conseguiria também?	Verifico minhas preferências, necessidades e habilidades, e defino metas que considero viáveis para mim pessoalmente.

INSEGURANÇA	AUTOCONFIANÇA
Uso desculpas para justificar o fracasso na vida, mas secretamente me envergonho por não ser boa o suficiente.	Sei que às vezes ficarei aquém porque sou humana. Eu não me envergonho por isso, e opto por usar esse pormenor como uma oportunidade para verificar e reavaliar minhas expectativas.
Meus pensamentos sobre mim mesma são frequentemente críticos e negativos.	Meus pensamentos sobre mim podem ser críticos às vezes, mas sei como entender quando acontece e como me direcionar para uma abordagem mais amorosa e receptiva.

Quando você se autopertence, não significa que você seja 100% resiliente e que nunca consultará ninguém; significa que você saberá confiar na própria intuição, conhecendo suas necessidades e sentimentos sem se envergonhar. Você se segurará quando, porventura, tropeçar na vida.

Como foi dito anteriormente, viemos de uma cultura católica/cristã em que exaltar a humildade e autoconfiança é confundida com arrogância. Sou do time que pensa justamente o contrário, precisamos irradiar luz e força para encorajar outras pessoas. A autoconfiança é um estado mental que define nossos pensamentos, sentimentos e atitudes, mas são difíceis de controlar porque são focados em nós mesmas. É complexo e ao mesmo tempo difícil enxergarmos nossas próprias qualidades, confiar em nossas habilidades e, ao final, sentirmos que fizemos o veredicto correto ao nosso respeito.

Sempre pensaremos em algo que poderíamos ter feito, deveríamos ter feito, ao invés de pensar no que fizemos. Sem perceber, acabaremos por nos colocar no lugar de autoquestionamento que sempre levará nossa autoconfiança para baixo. Lembra da Lei do Espelho? Então, ela faz todo sentido no quesito da autoconfiança. Muitas vezes, as pessoas ao nosso redor não acreditam em nossas ideias e em nosso potencial e, sem perceber, podemos passar a, inconscientemente, duvidar de nós mesmas.

A autoconfiança é uma das qualidades mais atrativas que uma pessoa pode ter e está relacionada a todas as áreas de vida da pessoa: corpo, mente e espírito. É ela quem nos dá força e coragem para sempre olhar para frente, em busca de novos desafios. A autoconfiança é a capacidade

AUTOCONFIANÇA

que teremos ou não para lidar com tudo aquilo que aparece em nosso caminho. Costumo dizer que ela pode ser sua melhor amiga em diversas situações.

A autoconfiança é se sentir linda, sem precisar ouvir isso dos outros.

Outro ensinamento equivocado que é introjetado na maioria das pessoas é não gostar de ter arrependimentos. Isso é acarretado pela ideia de perfeccionismo e nada menos que o perfeito é aceitável. Cobramo-nos atingir um nível alto demais e somente ao chegar lá nos sentiremos perfeitas e completas, quando, na maioria das vezes, estaremos exaustas, desapontadas e frustradas.

Historicamente, mulheres sempre tiveram suas capacidades questionadas. Podemos relembrar a famosa cientista Marie Curie, que descobriu a radioatividade. Com essa descoberta ela foi a primeira mulher agraciada com o Prêmio Nobel de física. Entretanto, primeiramente, o prêmio foi atribuído a seu marido Pierre Curie e Henri Becquerel, até que um membro do Comitê os informou e Pierre recorreu para que o nome de Marie fosse incluído.[48]

Podemos, ainda, relembrar o caso das três cientistas negras da NASA que sofreram preconceito duplamente, por serem mulheres e por serem negras, em um país que sempre foi segregado. Elas foram as grandes responsáveis pelo pioneirismo americano na corrida espacial e sempre foram questionadas quanto a seus verdadeiros talentos, mas eram dotadas de uma autoconfiança que fazia toda diferença. Uma delas, Katherine Jonhson, recebeu a Medalha da Liberdade do Presidente Barack Obama.[49]

Quando o mundo inteiro parece duvidar de você, é nessa hora que você mais precisa confiar no seu potencial e na sua força. Quando uma

---

[48] MARIE Curie. *In:* WIKIPEDIA. Disponível em: https://pt.wikipedia.org/wiki/Marie_Curie#Pr%C3%AAmios_Nobel. Acesso em: 4 jan. 2022.

[49] KISHI, K. Quem foram as 3 cientistas negras da NASA em "Estrelas Além do Tempo"? **Galoa**, Disponível em: https://galoa.com.br/blog/quem-foram-3-cientistas-negras-da--nasa-em-estrelas-alem-do-tempo. Acesso em: 4 jan. 2022.

pessoa se sente bem a respeito de si e da sua autoconfiança, automaticamente muda o olhar das outras pessoas, porque esse brilho passa a ser notado por todos ao redor.

A autoconfiança pode nos controlar de modo negativo e nos fazer acreditar que temos poucas chances de dar certo, e isso pode nos afetar em tudo o que iremos fazer. Por outro lado, ela pode nos afetar positivamente e sentirmos que podemos dominar o mundo e inspirar outras pessoas a sentir o mesmo.

É como aquela canção de empoderamento da Beyonce: *"Who run de world? Girls"* [em tradução livre: Quem manda no mundo? Garotas]. Sim, você! É você quem manda na sua vida, nas suas escolhas e no seu futuro. A maioria das pessoas costuma duvidar de você, porque elas duvidam delas mesmas e não têm coragem suficiente para assumir certos riscos e certos desafios. Mas você tem!

A ausência de autoconfiança e a insegurança acabam por nos impedir de traçar um caminho muito mais firme e que nos levaria muito mais longe. A autoconfiança não pode ser confundida com arrogância nem com presunção, não é se achar melhor que os outros, é simplesmente saber o seu verdadeiro valor e não permitir que ninguém coloque isso em questionamento.

Mas o que seria a autoconfiança? É você acreditar nas próprias habilidades, qualidades e crenças. Se você não é autoconfiante, duvida de si e não acredita em tudo do que é capaz. Você sempre se questionará se fez do modo correto e de maneira efetiva, antes mesmo de começar. De alguma forma, e com frequência, presumiremos, antecipadamente, que não faremos direito. E essa falta de confiança pode afetar nosso desempenho ou nossa capacidade de lidar com situações específicas.

Nossa autoconfiança influencia nossos sentimentos e comportamentos e pode impactar nossa vida em diversos sentidos no campo profissional, acadêmico, familiar e nos relacionamentos. Pessoas inseguras enfrentam diversas batalhas com a ansiedade e, ao final, acabam fazendo o que não querem, porque não sabem dizer não ou têm vergonha de fazer isso.

Se você precisa melhorar sua autoconfiança e autoestima, é necessário trabalhar em si mesma o nível de autoaceitação. Não pode-

AUTOCONFIANÇA

mos confiar em nós mesmas sem nos aceitarmos, e com esse passo importante poderemos descobrir quem queremos ser e o que queremos da vida.

Crianças que foram criadas por pais muito rígidos, que exigiam um alto nível de perfeição e por consequência eram pais críticos, acabam gerando um grau de insegurança que as acompanhará por toda a vida.[50] Então, se somos inseguras, dificilmente conseguiremos confiar em nós mesmas, atingir o que quisermos na vida e alcançar nossos sonhos.

Quando os níveis de confiança estão baixos, pode ser muito difícil acreditar em si mesma e alcançar o que deseja. O sentimento de inaptidão pode incutir medo e te fazer acreditar que você não pode realizar seus sonhos. Muitas vezes, as pessoas com esse medo se contentam com o que têm e acabam contando demais com a validação constante de outras pessoas.

Uma das características de pessoas com baixa autoconfiança é a timidez excessiva. Essas pessoas costumam se sentir inadequadas em diversas situações e se criticam com muita facilidade. Na maioria dos casos, pensam nos riscos mais variados, muitos deles imaginários, que na maioria das vezes as impedem de se aventurarem e ousarem.

Autoconfiança pode também significar:

- **autoeficácia**: quando uma pessoa é autoconfiante, ela sabe que pode fazer algo bem e se sente motivada. Isso significa que sua performance e eficácia são altas e seus resultados serão elevados;
- **interação social**: uma pessoa que confia em si mesma é mais relaxada em situações sociais. A autoconfiança é capaz de fazer brilhar sua personalidade, atingindo os outros, o que faz com que todos se sintam atraídos pelo seu carisma;
- **saúde mental**: estudos indicam que pessoas que possuem autoconfiança e autoestima, gozam de boa saúde mental;

---

50 NEFF, K. **Autocompaixão**: pare de se torturar e deixe a insegurança para trás. 1. ed. Teresópolis: Lúcida Letra, 2017.

- **felicidade**: se você se sente bem a respeito de si mesma, e se já é feliz, você se sente capaz de conseguir o que quer da vida. uma pessoa autoconfiante não tem medo de fazer aquilo que a faz feliz, porque tudo isso faz parte do autocuidado;
- **habilidade para inspirar**: todo mundo já conheceu alguém que gerou um pensamento: "uau, como ela é incrível!" Com certeza são pessoas autoconfiantes e carismáticas que atraem uma forte admiração. O brilho dessas pessoas autoconfiantes inspira milhares de outras pessoas.

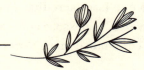

PEQUENOS PASSOS PARA DESENVOLVER A AUTOCONFIANÇA

- Ao acordar pela manhã, escreva três coisas pelas quais você é grata.
- Faça algo diferente. Se você costuma ser do time dos reservados, converse com estranhos, com a garçonete que prepara o seu café, por exemplo.
- Gaste um tempo diário com você, com seu autocuidado. Saia para caminhar, leia, sente-se para tomar um café com um amigo.
- Seja gentil ou ajude outra pessoa.
- Caminhe, medite e respire. Tire alguns momentos para organizar seus pensamentos.

SÍNDROME DA IMPOSTORA

Muitas mulheres passam pela enorme dificuldade de colocar suas ideias em prática, isso acontece com muita frequência porque a maioria delas acha que não é boa o suficiente ou que a qualquer momento vão descobrir que o que elas anunciam é uma fraude. Essa insegurança, que surge em pessoas que são dotadas de conhecimento e experiência, nada mais é que a síndrome da impostora, um problema que afeta principalmente as mulheres e que é caracterizado pela falta de confiança e pela autossabotagem. O termo surgiu em 1978, quando as psicólogas Pauline Clance e Suzanne Imes,[51] da Universidade do Estado da Geórgia, estudaram um grupo de 150 mulheres que tinham muito sucesso e, mesmo assim, se sentiam uma fraude.

> "Quem sofre com essa síndrome acha que nunca é boa o suficiente ou que não merece o sucesso".[52]

A popularização do termo foi se intensificando com o crescimento do número de mulheres que decidiram se tornar empreendedoras e tinham pouca ou nenhuma coragem para isso. O mundo dos negócios é dominado pela força masculina do patriarcado, que tem como costume duvidar da real capacidade da maioria das mulheres. Eles duvidam delas, e elas, sem perceber, passam a duvidar de si, em uma clara estratégia inconsciente de autoboicote.

Quero deixar claro que não sou do time das mulheres que odeiam os homens, apenas considero o feminismo uma resposta justa aos anos de dominação masculina sobre nosso corpo, mente, profissões e demais liberdades.

Quanto mais desacreditada você estiver, tenha mais força e coragem para fazer o que deseja. Muitas mulheres brilhantes estão presas em mentes inseguras que sempre esperam a validação dos pais, marido ou namorado. Precisam deles para que se sintam encorajadas a colocarem

---

51 SÍNDROME do impostor: o que é e como pode atrapalhar profissionais a se desenvolverem na carreira. **Na prática**. Disponível em: https://www.napratica.org.br/o-que-e-sindrome-do-impostor/. Acesso em: 14 nov. 2021.

52 MARTINEZ, F. Síndrome da impostora: saiba como lidar com a insegurança nos negócios. **G1 Economia**, 30 ago. 2021. Disponível em: https://g1.globo.com/economia/pme/noticia/2021/08/30/sindrome-da-impostora-saiba-como-lidar-com-a-inseguranca-nos-negocios.ghtml. Acesso em: 4 jan. 2021.

o plano em prática. Quanto mais mulheres corajosas ocuparem espaços no empreendedorismo ou no mundo dos negócios, menos espaços existirão para eles. Eis a razão por que a maioria dos homens preferem mulheres medrosas e que duvidam de si.

Diversas mulheres que passaram pela síndrome descreveram formas de se empoderarem e buscarem seus espaços, sejam em cargos de chefia, sendo pioneiras em profissões predominantemente masculinas e no empreendedorismo. Seguem algumas dessas formas.

1. **Escreva seus objetivos e metas**: isso ajuda a organizar suas ações e seus pensamentos. Reserve uma parte do seu *planner* para expressar suas emoções, caso sinta que pode estar deixando a síndrome da impostora falar mais alto. Ao final, pergunte a si mesma, se deve ouvi-la ou seguir no caminho que planejou para si.
2. **Frequente grupos de mulheres com o mesmo propósito que o seu**: há diversas comunidades no Instagram com essa finalidade, com, por exemplo, *Moving Girls*, Vacas Roxas e *Girl Gang*. Com certeza você encontrará outras mulheres que já vivenciaram o mesmo que você e poderão te dar aquela injeção de ânimo de que você tanto precisa.
3. **Desista do perfeccionismo**: como muitas de nós foram desacreditadas, acabamos por escolher o perfeccionismo como arma para calar a boca de todos aqueles que duvidaram de nós. Cuidado, isso pode ser um tiro no pé, pois esse perfeccionismo pode te impedir de agir. Você pode estar se cobrando um preço muito alto, sendo que sabe que todos são passíveis de errar.
4. **Comemore os feedbacks positivos**: guarde os e-mails com os elogios, registre na sua agenda as frases positivas a seu respeito. Nos dias em que estiver duvidando de si mesma, releia, relembre suas conquistas e retome a força que há em você.
5. **Faça terapia**: nem tudo depende só de você ou da sua rede de apoio profissional e pessoal. Muitas vezes, você precisará olhar para dentro e compreender quais das suas sombras

AUTOCONFIANÇA

podem estar impedindo o seu crescimento. Sem a terapia esse percurso é quase impossível.
6. **Celebre suas vitórias:** quando suas metas e objetivos derem certo, leve-se para um jantar, abra um espumante ou vinho para comemorar com o seu amor, com um amigo ou com você mesma.
7. **Tenha uma mentora**: entenda que uma mentora é diferente de uma terapeuta, são abordagens diferentes e processos de transformação distintos. Uma mentora costuma te conduzir por uma jornada mais profissional, pois passou pelos caminhos que você talvez esteja começando a trilhar.
8. **Não adie mais**: a procrastinação está diretamente ligada à baixa autoestima. Segurar suas ideias e projetos pode ser muito mais pelo medo da crítica do que por duvidar de si mesma. Então, arregace as mangas e coloque em prática tudo o que imaginou para si.

INSEGURANÇA NOS RELACIONAMENTOS

Todas nós já nos relacionamos com alguém que se sentia inseguro (a) ao nosso lado, sem que muitas vezes tenhamos dado motivos para tal insegurança. Até porque muitas vezes a pessoa insegura traz esse sentimento consigo em boa parte das suas relações. O problema é que pessoas inseguras sentem um medo enorme de serem abandonadas, traídas ou rejeitadas. Para evitar que isso aconteça, tentarão controlar tudo: a vida, o celular e até mesmo os pensamentos — "em que você está pensando?".

Como diz Paulo Coelho[53] "o medo de sofrer é pior do que o próprio sofrimento". Muitas vezes o medo da traição antecede algo que poderia nem acontecer, mas existe em um delírio da pessoa insegura. Se ela

---

[53] COELHO, P. **O alquimista**. São Paulo: Paralela, 2017. p. 110.

ligar e você não atender, o seu telefone tocará insistentemente até ser atendido, ainda que você esteja ocupada em uma ligação de trabalho.

Ela vigiará o seu olhar e, se por um momento ele se perder no meio da multidão lembrando da planilha que você precisa apresentar para seu chefe, você travará uma batalha enorme para provar que não estava olhando para ninguém. Pessoas inseguras, costumam apresentar alguns transtornos de personalidade que muitas vezes precisam ser investigados. O sentimento de vazio que carregam é tão grande que precisarão que você prove seu amor por elas 24 horas por dia, sete dias por semana.

Pessoas inseguras costumam exigir dedicação exclusiva, e acabam afastando seus parceiros de familiares, amigos e colegas de trabalho, porque temem que você sinta prazer fora do convívio com ela e perceba que ela é substituível. Tentarão a todo custo te dar todo o suprimento de amor, cuidado e carinho de que você precisa, evitando que você precise de outra fonte de afeto que não seja a dela.

Não adianta. Uma relação assim está fadada ao insucesso, pois ninguém pode ser nossa única fonte de afeto e cuidado. Pessoas saudáveis sabem que o amor deve e merece ser múltiplo e, com o tempo, se sentirão sufocadas e todo o medo do inseguro se concretizará: ele será abandonado, traído, ou rejeitado.

Fernanda namorava com Carlos, um empresário do ramo de casas noturnas, cuja responsabilidade profissional lhe exigia que visitasse seus estabelecimentos nos fins de semana, cumprimentasse as clientes e fizesse as honras da casa com simpatia. Fernanda o conheceu assim. Eles começaram a namorar, e Carlos se envolveu de verdade, ainda que tenha uma certa dificuldade de demonstrar seus sentimentos. Foram morar juntos, adotaram um cachorro e a insegurança de Fernanda começou a aflorar com o tempo. Fernanda tinha ciúmes de Carlos, achava que ele pegava todas as mulheres que frequentavam a casa noturna. Carlos tinha uma agenda cheia, se reunia com fornecedores ao longo da semana e nem sempre podia atender o telefone. Se Fernanda ligasse e ele não atendesse, Carlos já sabia que o telefone tocaria sem parar, dez, vinte ou trinta vezes. Fernanda jurava que Carlos estava no motel com alguém,

AUTOCONFIANÇA

e quase sempre ele se via obrigado a colocar a secretária para falar com ela para provar que estava ali o tempo todo. Carlos gostava de cozinhar e, certo dia, demorou no mercado, algo em torno de quarenta minutos, porque tinha fila e Fernanda ligou gritando que ele tinha saído para se encontrar com alguém. A relação se tornou tóxica, Carlos não aguentou o grau de delírio criado por Fernanda, sentia-se sufocado e terminou a relação. O grande medo de Fernanda, de ser abandonada, traída ou rejeitada acabou se concretizando, muito mais por suas próprias ações do que por um desejo real de Carlos. Fernanda era insegura e sempre responsabilizava um suposto comportamento galanteador de Carlos para justificar seus medos. Mas, na verdade, ela trazia isso consigo e, talvez, somente em uma relação simbiótica se sentisse verdadeiramente segura. A pergunta que fica é: uma relação simbiótica na fase adulta é saudável?

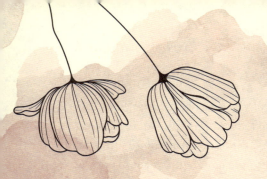

12
Autocuidado

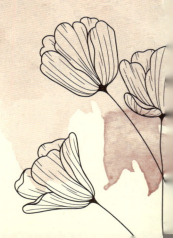

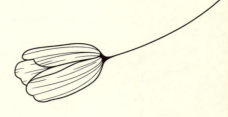

Nem sempre temos tempo para cuidar de nós mesmas. As demandas profissionais, de relacionamento e familiares, sempre nos tomam tempo, e quando o dia acaba, percebemos que ficamos por último.

Acabamos sempre no velho dilema: o que devemos fazer por nós e o que os outros esperam que façamos. Afinal, o altruísmo pressupõe uma bondade que pode ser muito ruim para quem aceita ficar em segundo plano na própria vida.

Já ensinei para algumas pessoas próximas: quando você diz sim para os outros, o não fica para você. Eu mesma passei anos da minha vida dizendo sim para atender pessoas a quem amo e percebi que isso era uma negligência enorme comigo, com meus sonhos e projetos. A abdicação e o sacrifício não nos dão um lugar de mártir perante os outros e, não raro, poucos serão gratos e ainda acreditarão que tudo o que fizemos não foi mais que nossa obrigação.

Nesse momento, precisamos pensar na autorresponsabilidade e entender que não podemos ser responsáveis por escolhas, decisões e resultados que não foram ou não são nossos. Somos senhoras do nosso próprio destino e ao interferir em um percurso que não é nosso, podemos atrasar nossa própria caminhada.

Para saber se você tem praticado o autocuidado, responda às seguintes perguntas:

1. Acredito que ao ser generosa terei mais valor?
2. O que vão pensar de mim se eu cuidar de mim?
3. Sou bondosa comigo mesma?
4. Será que vou me tornar egoísta?
5. Magoarei alguém caso pense primeiro em mim?

Cuidar de si mesma nada mais é que se sentir bem e plena de uma maneira que você tenha algo para oferecer aos outros. Quem cuida de si mesma vive sua vida em paz e harmonia, e é feliz com suas crenças, valores e sonhos, sem que isso cause prejuízo a alguém.

Uma das melhores formas de autocuidado é estar presente no agora, evitando caminhar a passos lentos no passado, o que geralmente pode levar à depressão, e tentando, também não correr depressa demais para o futuro, o que pode gerar ansiedade. Viver em si mesma, no agora, deveria ser simples. Porém, como já mencionamos na introdução deste livro, vivemos em um país que está cada vez mais ansioso e deprimido.

Somos inquilinas de uma casa que não nos pertence, como se não morássemos em nós mesmas, apesar de existirmos o tempo todo ali. Nossa mente quase sempre vagueia para o mundo externo, achando que fora de nós encontraremos as melhores respostas para a pergunta: como devo cuidar de mim?

Primeiramente, todas as mudanças que este livro te ajudará a promover jamais serão para atender as expectativas dos outros. Autocuidado não é só comer bem e ter uma rotina de exercícios, são práticas que melhorarão seu bem-estar físico e mental, construindo uma sólida fundação para atingir o seu ideal de autoamor.

A maioria das pessoas que querem melhorar a autoestima e, consequentemente, seu autoamor, acredita que praticar exercícios físicos para ficar em forma é o primeiro passo para atingir esse objetivo. De nada adiantará um corpo sarado se estiver lhe faltando autoconfiança. Provavelmente, esse será o remédio que a maioria das pessoas tomará, uma vez que nossa sociedade preza muito a aparência física como um termômetro do bem-estar e da autoestima. Em alguns casos, essa prática pode ser apenas uma compensação para problemas e dores que podem estar sendo ignorados.

AUTOCUIDADO

A forma como você começa o dia é muito importante. Emanar energia positiva desde a hora que acorda aumenta suas chances de se sentir autoconfiante ao longo do dia.

Tenho feito uma prática matinal de autocuidado que tem me ajudado muito, e ela não é complicada, olha só:

1. Tomo um suco verde (receita no final do livro);
2. Faço pranaiama ou respiração Wim Hof;
3. Medito e faço afirmações positivas (gosto muito da oração quântica da Nanda Bianchi[54] e do Podcast manhãs poderosas de Neder Izaac);
4. Faço minhas páginas matinais;
5. Leio e tomo um café.

Além dessa prática, cuidar da alimentação e fazer atividade física pode, sim, promover uma melhoria nas suas habilidades cognitivas ao liberar endorfina e estimular o desenvolvimento de novas células cerebrais, contribuindo para um maior bem-estar e até mesmo melhorar a qualidade do seu sono.

Nas manhãs que acordo bem cedo e pratico canoa havaiana, por volta das 6 horas da manhã, volto para casa às 7h30, que é quando tomo banho e medito. Nesses dias, sou tomada por uma força que me dá a sensação de que poderia escrever muitas páginas em um dia só. Nesse movimento, no qual vou remar e volto vendo o mar, o sol e as músicas me fazem me sentir preenchida de um combustível que eu mesma coloco em mim: meu autocuidado, por cada dia me amar mais.

Sobre a meditação, sempre é bom treinar e buscar uma prática que tenha a ver com você. Eu faço a meditação transcendental, mas, hoje em dia, diversos aplicativos de celular podem te ensinar a meditar. A meditação é uma chave que promoverá grandes mudanças, atraindo um estado de consciência diferenciado, além de contribuir para a paz e positividade interior. Muitas vezes, sentar-se confortavelmente,

---

[54] COMO fazer a oração quântica. Vídeo (16min15s). Publicado pelo canal Nanda Bianchi Terapias Holísticas. Disponível em: https://youtu.be/4SoNrt8FTnM. Acesso em: 27 dez. 2021.

inspirar e respirar diversas vezes, bem devagar, já pode mudar seu estado de quietude.

Estudos revelam que a meditação tem conexão direta com as ondas cerebrais e seus efeitos podem durar o dia todo.[55] Para aquelas que têm maior dificuldade de fazer uma atividade mais parada, como é o caso da meditação, a ioga pode ser uma alternativa com potencial de gerar os mesmos benefícios.

A ioga é uma prática que, hoje, está difundida e disponível de maneira bem acessível para os mais diversos níveis de praticantes: do iniciante ao avançado. Ela não necessariamente evolve em uma prática espiritual, a não ser que você queira comungar com suas raízes mais profundas.

Precisamos estar atentos à autonegligência, que é a falta desse cuidado consigo mesma. Vivemos em tempos de alta performance, situação em que a sobrecarga de trabalho é confundida com poder, status e sucesso. Parar para descansar e optar por um tempo ocioso pode gerar crises de angústia ou culpa por não estar produzindo. Ficar parada, para algumas pessoas, pode ser confundido com "perda de tempo" ou improdutividade.

A autonegligência é quando você precisa oferecer algo para si mesma, mas se recusa ou não acha necessário oferecer. Sem perceber, você vai postergando seu autocuidado muitas vezes, inclusive, optando por cuidar dos outros antes de cuidar de si mesma. Com o tempo, sua saúde física, psíquica e emocional fica vulnerável, o que pode te levar a sofrer de desmotivação, ansiedade, estresse, cansaço, desânimo, além de outras patologias mais severas como a depressão, que se originará da negligência com suas próprias necessidades.

Todas nós já vivenciamos fases de trabalho mais atribuladas ou de demandas familiares que nos consumiram muita energia. Acontece que existem pessoas que se acostumaram a viver nesse turbilhão e, sem perceber, seus dias se tornaram um interminável período de exaustão. Quando você se der conta de que está vivendo algo parecido,

---

55 ONDAS cerebrais e meditação. **Portal divina feminina.** Disponível em: https://portal.divinafeminina.org/ondas-cerebrais-meditacao/. Acesso em: 11 jan. 2022.

O perigo da autonegligência é você se acostumar tanto com ela a ponto de não ver mais sentido em se preocupar com seu autocuidado.

talvez, seja relevante se perguntar: Estou sendo autonegligente comigo? Isso está prejudicando a minha vida?

Já que falamos de meditação nesse capítulo, já ouvi relatos de pessoas que tentaram meditar e acharam que estavam desperdiçando tempo. Um dos efeitos da autonegligência é ter tendência a ficar inquieta com atividades que proporcionam calma e relaxamento.

O autocuidado, assim como a ausência dele, é um hábito que se cria a partir de uma prática cotidiana e disciplinada. O perigo da autonegligência é você se acostumar tanto com ela a ponto de não ver mais sentido em se preo-

> Vivemos em tempos de alta performance, situação em que a sobrecarga de trabalho é confundida com poder, status e sucesso. Parar para descansar e optar por um tempo ocioso pode gerar crises de angústia ou culpa por não estar produzindo.

cupar com seu autocuidado. Dessa forma, pequenas ações podem fazer uma enorme diferença no seu dia a dia, desde que você esteja decidida a renunciar a certos padrões de comportamento que são prejudiciais à sua saúde, mas fazem parte de uma lista de coisas que realiza no piloto automático. É importante compreender que o autocuidado exigirá um esforço e, muitas vezes, uma mudança na sua rotina, mas, com o tempo, você verá que os resultados valem a pena.

Segue algumas sugestões para você fugir da autonegligência e focar no seu autocuidado.[56]

1. **Desconecte-se**: passe um tempo longe do celular e dos aparelhos digitais, isso ajudará você a desligar um pouco das suas tarefas e dos problemas com os quais está acostumado a se envolver. Limite no celular o tempo de uso de redes sociais e afins. Use esse tempo para se conectar com você e com aquilo que gosta de fazer.

---

[56] VOCÊ sofre com autonegligência? **Energy Group**. Disponível em: https://energygroup.com.br/voce-sofre-com-autonegligencia/. Acesso em: 5 jan. 2022.

2. **Energize seu corpo**: como já falamos anteriormente, a prática de atividades físicas ajuda na sensação de bem-estar e melhora nosso humor. Mas para aqueles que não gostam muito de atividades físicas, sugerimos passear com seu animal de estimação, um mergulho no mar ou banho de cachoeira, brincar com seus filhos ou até mesmo uma massagem revigorante.
3. **Respeite sua rotina de sono**: a maioria da população vem enfrentando distúrbios do sono e isso pode gerar inúmeros problemas de saúde, tanto física quanto mental, afetando consideravelmente a qualidade de vida de uma pessoa. Se estiver com dificuldade para dormir, há diversas playlists com frequências sonoras que ajudam a relaxar e pegar no sono ou tome um chá de camomila.
4. **Simplifique a sua agenda**: pergunte a si mesma quais atividades, relações ou tarefas realmente precisam estar no topo da sua lista e reorganize suas próximas semanas com base nisso. Abra espaço em sua agenda para o que de fato é necessário, essencial e valioso em sua vida.
5. **Não faça nada**: reserve um tempo para não fazer nada! Encontre um lugar tranquilo e simplesmente aproveite sua própria companhia. Deixe os pensamentos fluírem.

A autonegligência não é uma questão individual, ela é social e estrutural. Vivemos em uma sociedade que valoriza o excesso de trabalho e trata o lazer e descanso como "preguiça". Abrace o autocuidado, caso identifique que está na hora de rever alguns conceitos, nós podemos ajudar.

Hoje, acredito que existam diversas modalidades de autocuidado e vou nomeá-las a seguir.

AUTOCUIDADO FÍSICO
Aderir a uma alimentação saudável e balanceada; tomar sol com regularidade para obter os benefícios da vitamina D; tomar banhos relaxantes; saber ouvir o seu corpo quando ele pede descanso ou mais horas de sono que o habitual; praticar atividades físicas que sejam compatíveis com seu preparo físico.

AUTOCUIDADO MENTAL
Fazer intervalos curtos para descansar a mente e renovar as energias; fazer leituras inspiradoras; investir em cursos de autoconhecimento e desenvolvimento pessoal; exercitar os pensamentos positivos; escrever suas metas e objetivos.

AUTOCUIDADO EMOCIONAL
Aprender a dizer não; fazer terapia; permitir-se chorar; valorizar suas qualidades e parabenizar-se pelas próprias conquistas; respeitar seus limites ainda que isso contrarie as expectativas dos outros; reforçar sua autoestima; pedir ajuda quando precisar;.

AUTOCUIDADO ESPIRITUAL
Praticar uma fé, independente de vínculo religioso, meditando, orando ou rezando sozinha; praticar a gratidão diariamente; perdoar-se e perdoar quem te magoou; exercer a autocompaixão.

AUTOCUIDADO RELACIONAL
Conversar com uma pessoa querida; olhar as pessoas nos olhos; cultivar relacionamentos (social, familiar, amoroso...); ensinar algo para alguém; escutar alguém com atenção – sem interromper; expressar o que está sentindo; compartilhar boas notícias.

AUTOCUIDADO CRIATIVO
Ter um hobby e atividades de lazer; fazer algo apenas por prazer e diversão; criar e escutar uma playlist com suas músicas preferidas; apreciar obras de arte; expressar-se (cantar, dançar, fotografar, pintar, desenhar); acolher sua criança interior.

AUTOCUIDADO AMBIENTAL

Limpar seu ambiente; enfeitar seu lar; desfazer-se do que não usa mais; arejar; deixar a luz entrar; colocar um aroma cheiroso; reciclar ou reutilizar embalagens; ter por perto objetos de que gosta e aprecia, organizar e limpar seus pertences.

Há uma história famosa de um fazendeiro[57] que era proprietário dos mais belos campos de milho da sua cidade. Todo ano ele participava da festa e do concurso de melhor colheita e sempre ganhava o primeiro lugar. Assim que terminava a festa ele ia à casa dos vizinhos para lhes presentear com sementes de suas colheitas.

Certo dia, um amigo lhe perguntou: "Por que você dá suas melhores sementes para os vizinhos? Você vai acabar fazendo com que um deles ganhe o primeiro prêmio em seu lugar. Você acha certo?"

O fazendeiro, então, respondeu: "Claro que acho. Mas, há algo que você desconhece. Nessas colinas há muito vento; então, por causa da polinização cruzada, eu corro o risco de deteriorar a qualidade do meu milho por causa da má qualidade dos milharais dos vizinhos. Portanto tudo que dou aos outros, estou dando a mim mesmo."

O autocuidado é sua semente. Ela é fruto da melhor colheita que há em você, quanto mais cuidar de si mesma, mais poderá distribuir o seu cuidado aos outros e, com certeza, ele voltará para você. Para te ajudar a começar, deixarei aqui uma lista com trinta atividades de autocuidado para você escolher algumas e adicioná-las à sua rotina.

---

57 ALONSO, R. A parábola das sementes de milho. **Desafiando Limites**, 9 jun. 2010. Disponível em: https://wallysou.com/2010/06/09/a-parabola-das-sementes-de-milho/. Acesso em: 5 jan. 2021.

O PODER DO AUTOAMOR

30 ATIVIDADES DE AUTOCUIDADO

Tente praticar ao menos uma por dia. Algumas acabarão se tornando parte da sua rotina e, outras, serão mais ocasionais. Essas atividades poderão fazer toda a diferença na mudança do seu humor e do seu estado de espírito. Esteja sempre em busca da positividade.

1. Ouvir sua música favorita.
2. Fazer automassagem.
3. Hidratar o cabelo.
4. Experimentar um novo hobby.
5. Colocar música alta e dançar pela casa.
6. Cozinhar algo que gosta muito (ou algo nutritivo e saboroso).
7. Arrumar-se com sua roupa favorita e maquiar-se.
8. Ligar para um amigo ou encontrá-lo para um café.
9. Fazer um *skincare* no rosto.
10. Tomar um banho de banheira com sais.
11. Comprar flores para si mesma e arrumar em um vaso.
12. Fazer uma atividade física.
13. Organizar a casa.
14. Jogar fora algum objeto que não use mais (ou doá-lo).
15. Desligar o celular e vivenciar o silêncio.
16. Praticar palavras afirmativas e/ou meditação.
17. Fazer um autoelogio de preferência em frente ao espelho.
18. Hidratar-se e sentir a fluidez da vida.
19. Dar um passeio na natureza.
20. Tirar um cochilo sem culpa.

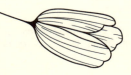

AUTOCUIDADO

21. Preparar um chá quente para você.
22. Respeitar seus limites.
23. Tirar um tempo só para você.
24. Levar-se para jantar.
25. Assistir a um filme que te inspire.
26. Fazer um desenho para liberar sua imaginação.
27. Criar seu mural dos sonhos.
28. Abraçar sua criança interior.
29. Tomar um café com bolo.
30. Praticar a escrita terapêutica.

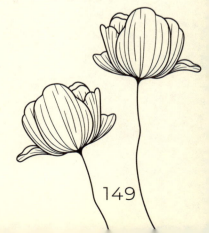

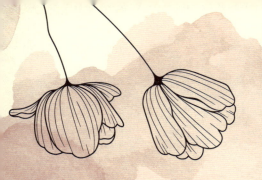

13
Automotivação

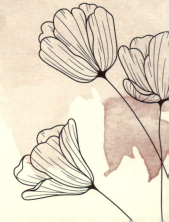

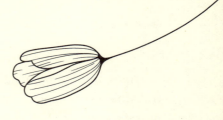

Automotivação é a capacidade que você tem de buscar em você mesma motivos ou estímulos para alcançar seus objetivos e sonhos. Na verdade, a automotivação representa a motivação que você tem para acordar todos os dias com vontade de trabalhar e entregar tudo no prazo, a garra para correr atrás dos seus sonhos e realizar seu propósito de vida. Quando se tem automotivação o dia passa e você nem sente. A semana termina e você tem a sensação de dever cumprido. Você olha para frente e percebe que está sempre avançando em direção ao lugar aonde chegar, sem necessitar de elogios ou da promessa de um aumento.

Mas a automotivação não pode estar somente ligada ao campo profissional e às suas tarefas de trabalho, ela precisa e deve estar relacionada a todos os campos da sua vida. Já vimos que quando estamos com a autoestima em baixa e somos descuidadas com o autoamor, passamos a esperar que os outros nos motivem, ficando na espera por uma validação externa.

Todas nós conhecemos a motivação quando um familiar, um namorado, um amigo, um professor ou um chefe nos estimula a fazer alguma coisa. Acontece que a automotivação vem de dentro de nós mesmas, e não depende de fatores nem de desafios externos.

Desde os meus tempos de colégio, fui adepta às atividades esportivas. Jogava todos os esportes coletivos possíveis: vôlei, futebol e handebol. Nesse último, participei da seleção do colégio, e quem gosta de esporte acaba se tornando uma pessoa competitiva. Mas, nesse caso, acho que é uma competição sadia.

Após minha graduação e consequente entrada no mercado de trabalho, esses esportes coletivos ficaram mais distantes de mim, e passei a praticar as corridas de rua. Como corria como hobby e não tinha a menor pretensão de disputar os primeiros lugares, meu desafio era sempre comigo mesma. Anotava o tempo de corrida e a distância: 5km em 45 minutos, e ia tentando diminuir o resultado a cada prova. O meu ápice foi quando reduzi meu tempo em 24 minutos entre uma Corrida Internacional da São Silvestre para a outra. Terminei a maratona com o corpo inteiro e sem a sensação de ter sido atropelada. Foi um feito e tanto. Eu mesma me desafiei, eu mesma me automotivei a correr melhor e em menos tempo. Isso me deixava mais vibrante e feliz comigo mesma.

Você precisa buscar dentro de si o seu desafio. Qual é o seu limite, aonde você quer chegar e em quanto tempo? Vou te ajudar a desenvolver a automotivação, vamos lá!

Ao começar a desenvolver a automotivação, você precisa criar metas que sejam objetivas e alcançáveis, isso quer dizer que elas devem ser claras para que você tenha a exata certeza de quando elas forem atingidas. Lembrando: essas metas precisam ser possíveis. Outro fator importante é que elas dependam mais de você do que de fatores fora do seu alcance, como por exemplo, ganhar na loteria.

Meu colega de faculdade, Gerônimo Theml, autor dos livros *Produtividade para quem quer tempo* e *Assuma o comando da sua vida*,[58] me ensinou, em seu treinamento *Academia da produtividade*, que as metas devem ser SMART.

S — *Específica*
M — *Mensurável*
A — *Atingível*
R — *Relevante*
T — *Tempo*

---

58 THEML, G. **Produtividade para quem quer tempo**: aprenda a produzir mais sem ter que trabalhar mais. São Paulo: Editora Gente, 2016.
THEML, G. **Assuma o comando da sua vida**: chegou a hora de parar de tentar e começar a conseguir. São Paulo: Editora Gente, 2020.

AUTOMOTIVAÇÃO

Quando falamos de tempo, podemos pensar em curto, médio e longo prazo. Lembre-se de que a constância é muito mais importante que a velocidade. Se você estiver pesando 100 quilos e quer emagrecer 20, melhor pensar em perder 5 quilos a cada mês, do que perder rapidamente e, depois, voltar a engordar e acabar no famoso efeito sanfona. Isso é muito comum nas pessoas que emagrecem nas dietas restritivas.

Um objetivo final pode ser construído a partir de diversos objetivos intermediários. A construção de uma casa começa com a fundação, depois vêm os pilares e vigas, então os tijolos e assim sucessivamente. Muitas vezes, a ansiedade e a pressa fazem com que alguns projetos fiquem mal estruturados, e acabamos por comprometê-los e ficamos frustradas por não termos alcançado o que pretendíamos.

Algumas sugestões para você:

- fazer um curso on-line que aprofunde seu conhecimento na sua área;
- falar inglês avançado até o fim do ano;
- poupar 100 reais todo mês para uma viagem;
- emagrecer 6 quilos em 90 dias.

Sair da zona de conforto ou de segurança deveria ser uma coisa simples e natural para a maioria das pessoas, mas não é. Muitos de nós tem uma configuração mais rígida, onde qualquer mudança pode ser muito difícil de ser realizada. Por mais que o desejo consciente seja esse, inconscientemente, faremos de tudo para que a mudança não ocorra. Muitas vezes, seremos a nossa própria sabotadora, por mais que estejamos certas de que estamos automotivadas. É uma equação bem complexa, posso garantir.

Um livro que me ajudou muito a organizar a minha rotina e a começar a ter pequenos hábitos automotivacionais foi o *Arrume sua cama*, de William H. McRaven, que passou pelo treinamento dos combatentes de ar, terra e mar, os SEALs, da Marinha americana, cujo principal ensinamento é que devemos começar o dia com uma tarefa feita: *"se quer mudar o mundo, comece mudando a sua cama. Grandes mudanças precedem de pequenas mudanças*". [59]

Se você estiver em dieta e fazendo exercícios para emagrecer, pode ser que um dia não consiga ir à academia, que um dia precise comer um doce. Sair da linha não significa o fim, apenas um passo para trás. Busque sua força, seu foco e siga em frente. A automotivação é cíclica, tem dias que ela vai girar no automático e tem dias que você vai precisar fazê-la pegar no tranco, como aquele carro velho que está com problema no motor.

A PROCRASTINAÇÃO

Tem uma certa atitude que prejudica muito a motivação de 9 em cada 10 pessoas que conheço: a procrastinação. Vencer a procrastinação se tornou a nova galinha dos ovos de ouro ou o novo Santo Graal. A procrastinação é a tendência de deixar para depois o que pode ser feito hoje ou agora. Como vivemos em um mundo conectado através de celulares e computadores, com uma variedade de aplicativos, de mensagens e redes sociais, não é espanto algum que aqueles cinco minutos para dar uma olhadinha ou buscar uma informação se torne duas horas.

Diversas pesquisas no campo da autoestima afirmam que ter capacidade de se controlar e ter autodisciplina é característica das pessoas com a autoestima elevada.[60] Dessa forma, a procrastinação é decorrência de uma falta de autodisciplina que acaba gerando baixa autoestima. Fazer o que precisa ser feito, o quanto antes, gera também uma sensação de bem-estar, o que, consequentemente, aumentará sua autoestima.

O perfeccionismo pode ser o outro lado da moeda da procrastinação, principalmente quando as pessoas esperam condições perfeitas para fazer algo. Como por exemplo: *"só vou escrever um livro quando tiver tempo"*, *"só vou gravar vídeos na internet quando tiver perdido peso"*, *"só vou

---

[59] MCRAVEN, W. H. **Arrume sua cama**: pequenas atitudes que podem mudar a sua vida... e talvez o mundo. 1. ed. São Paulo: Planeta, 2017. p. 15.

[60] /, R. P. /. B. D. **Caderno de exercícios para aumentar a autoestima**. 4. ed. [S.l.]: VOZES, 2020.

AUTOMOTIVAÇÃO

fazer concurso quando estiver preparada". Há uma frase na internet, cuja autoria é desconhecida, mas que sintetiza bem o que precisamos compreender: *"se você esperar pelas condições perfeitas, nunca vai fazer nada"*.

A procrastinação é o sintoma de uma baixa autoestima de quem não se acha capaz de fazer certas coisas e vai adiando, na tentativa de lidar com esse sentimento. Não fazer é melhor que fazer e fracassar. Entretanto, muitas vezes, quando nos automotivamos e nos desafiamos, costumamos ter grandes surpresas e obter sucesso naquilo que tínhamos medo de concretizar.

Pessoas procrastinadoras:

1. temem não obter sucesso;
2. costumam realizar tarefas importantes apenas quando têm vontade;
3. são muito críticas em relação a tudo o que fazem;
4. raramente ficam orgulhosas dos próprios resultados;
5. adiam prazos quando não têm vontade de trabalhar.

O que podemos enxergar nessas ações é que, muitas vezes, a procrastinação é uma poderosa ferramenta de autossabotagem. Principalmente para as pessoas que temem o próprio sucesso por não se acharem merecedoras dele. Muitas vezes, elas se apegarão a coisas, pessoas e atividades que quase sempre as desviarão do caminho que precisam percorrer. Claro que nada disso é consciente e desejado, está muito mais na esfera do que desconhecemos de nós mesmas e das peças que nossa mente prega para nos manter prisioneiras da nossa zona de segurança, que nem sempre é boa para nós.

Como se automotivar e vencer a procrastinação?

1. Faça um plano (comece sempre com desafios pequenos).
2. Não espere ter ânimo para começar. Muitas vezes, ao nos engajarmos com nossas tarefas, o ânimo virá.
3. Estabeleça prazos diários ou semanais.
4. Delimite por onde começar.
5. Verifique se dispõe de todos os recursos para realizar a tarefa.

6. Utilize a técnica pomodoro,[61] estabelecendo limites de trabalho e descanso e vá aumentando aos poucos. Com o tempo, você perceberá que ficará cada vez mais imerso, focado e com uma enorme sensação de satisfação.
7. Antes de começar, crie afirmações positivas que possam te ajudar.
8. Crie recompensas para as tarefas que concluir com eficácia (basta lembrar da estrelinha que a sua antiga professora colocava no seu caderno).

Aqui vão mais algumas dicas úteis para você se livrar da procrastinação e fazer seu dia render mais.

- **ORGANIZE SEU DIA A DIA**: planeje e divida seu tempo entre tudo o que precisa fazer, incluindo atividades profissionais, lazer, autocuidado e família. Uma rotina organizada permitirá que você atinja seus objetivos e encontre tempo para fazer o que lhe dá prazer. Nada mais perigoso para perder tempo que um dia sem organização. As horas se perdem em um piscar de olhos. Com o celular e a internet, fica ainda mais fácil nos perdermos nessas distrações por horas a fio.
- **DESENVOLVA INTELIGÊNCIA EMOCIONAL**: é preciso compreender suas emoções e reações diante dos desafios que a vida vai lhe impor. Aprender a lidar com eles é um grande passo para o sucesso. Quando precisamos trabalhar nossa automotivação, a inteligência emocional nos ajudará a descobrir nossas forças e motivações internas.
- **PRIORIZE O QUE É MAIS IMPORTANTE**: identificar aquilo que é mais importante pode gerar avanços consideráveis no seu projeto e fazer com que você se motive mais. A atitude

---

61 A técnica Pomodoro é um método de gerenciamento de tempo desenvolvido por Francesco Cirillo no final dos anos 1980. A técnica consiste na utilização de um cronômetro para dividir o trabalho em períodos de 25 minutos, separados por breves intervalos. Fonte: Wikipedia. https://pt.wikipedia.org/wiki/Técnica_pomodoro.

AUTOMOTIVAÇÃO

se torna retroalimento; quanto mais ânimo, mais produtividade e motivação você terá.

Pessoas que são procrastinadoras terão dificuldade de se manter motivadas. Para manter a automotivação diariamente é necessário buscar um propósito naquilo que você faz. Eu, por exemplo, ao escrever este livro, tenho o propósito de ajudar outras pessoas a encontrarem o caminho para o autoamor, como eu encontrei.

Vamos pôr em prática? Pense em todas as demandas que você tem aí agora. Anote todas elas em um papel, depois volte nesse quadro e faça uma análise reflexiva. Quais delas são importantes e urgentes? Anote no quadrante 1. É importante, mas não é urgente? Então vá de quadrante 2. E assim sucessivamente até ter classificado as suas pendências e conseguir realizá-las de acordo com o grau de urgência. É assim que definimos nossas prioridades.

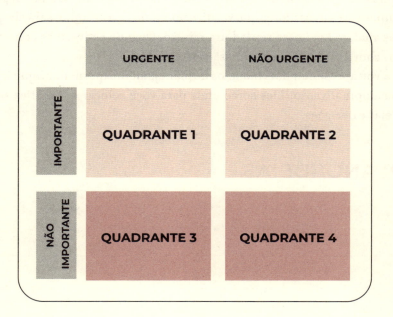

O PROPÓSITO

Encontrar um propósito de vida é muito maior que alcançar realização profissional, pessoal, paz de espírito e se sentir feliz. É muito maior que família, carreira e até mesmo que os sonhos e ambições mais ousados. É buscar a resposta, para uma pergunta: "por que você foi colocada neste planeta?"

Mas o principal que compreendi sobre esse assunto é que a resposta não passa só por você, passar por uma conversa com as forças do universo que te trouxeram a este mundo. Tudo está interligado. Muitas vezes queremos encontrar o propósito dentro de nós mesmas, em uma visão mais egocentrada. Nós nos perguntamos: "o que quero ser? O que devo fazer da minha vida? Quais são os meus objetivos, minhas ambições e meus sonhos de futuro?"

Tenho certeza de que você já buscou respostas para essas perguntas dentro de si mesma. Nossa missão de vida nem sempre está onde buscamos. Somos filhas do universo. Há uma força maior que nos rege e muitas vezes é essa força que vai direcionar nosso caminho; será ela que nos ajudará em nossa verdadeira missão. Quando estivermos conectados com a essência, nossa missão aparecerá.

Vou apresentar dois modelos de planejamento que podem ajudar na sua automotivação, Eles serão úteis para você colocar em prática suas ideias e decisões.

PLANO/IDEIAS

DESCREVA SEU PLANO OU IDEIA EM DETALHES:

_____

_____

_____

_____

AUTOMOTIVAÇÃO

CITE OS PASSOS PARA COLOCAR SEU PLANO OU IDEIA EM PRÁTICA:

DESCREVA ONDE, COMO E EM QUE VOCÊ ESTAVA PENSANDO QUANDO TEVE ESSA IDEIA (NOTAS):

Nossa missão de vida nem sempre está onde buscamos. Somos filhas do universo. Há uma força maior que nos rege e muitas vezes é essa força que vai direcionar nosso caminho.

AUTOMOTIVAÇÃO

DECISÃO

IMPORTÂNCIA DA DECISÃO	NÍVEL DE INDECISÃO
BAIXO ( ) MÉDIO ( ) ALTO ( )	BAIXO ( ) MÉDIO ( ) ALTO ( )
MELHOR CENÁRO	PIOR CENÁRIO
PRÓS ▪ ▪ ▪ ▪ ▪	CONTRAS ▪ ▪ ▪ ▪ ▪
INSIGHT EMOCIONAL	INSIGHT RACIONAL
DECISÃO FINAL	COLOCANDO EM PRÁTICA

161

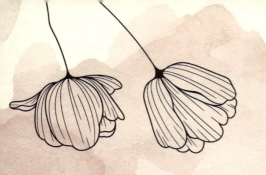

14
Autorresponsabilidade

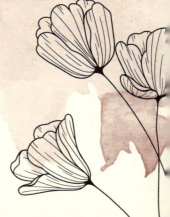

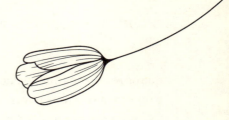

Quando estamos em desarmonia com nosso autoamor e nossa autoestima, acabamos por nos sentir vítimas de tudo o que acontece na nossa vida. Culpar os outros nos tira a chance e o poder de dominar nossa própria vida e conduzi-la da melhor forma possível.

Paulo Vieira, autor do livro *O poder da autorresponsabilidade*,[62] define a autorresponsabilidade como "a crença de que você é o único responsável pela vida que tem levado, sendo assim, é o único que pode mudá-la". Em resumo, a autorresponsabilidade está associada à nossa capacidade de responsabilizarmos a nós mesmas por tudo aquilo que acontece na nossa vida. Aquilo que é positivo ou negativo, e também o que nos influencia direta ou indiretamente.

Por mais que essa afirmação seja muito dura e até mesmo um julgamento, tirar os véus da fantasia e encarar a realidade pode ser seu ponto de virada. Com o tempo, você perceberá que uma atitude assertiva diante da vida te ajudará a mudar o que não faz mais sentido, a traçar seus objetivos e a alcançá-los e, enfim, atingir a plenitude.

A vida adulta é cheia de nuances, e o aprendizado mais difícil para mim é que toda escolha representa uma renúncia. E temos muita dificuldade para aceitar o que perdemos. Muitas vezes, passamos a ignorar

---

[62] VIEIRA, P. **O poder da autorresponsabilidade**: a ferramenta comprovada que geral alta performance e resultados em pouco tempo. 3. ed. São Paulo: Editora Gente, 2017.

que os resultados que vivenciamos foram fruto delas e só nós, apenas nós, somos responsáveis por isso.

A esposa que acaba descobrindo a traição do marido por uma amiga não pode dizer que foi a amiga que acabou com seu casamento. Jogar a culpa em outra pessoa não o eximirá da responsabilidade. De alguma forma, sempre tentaremos fugir dos nossos erros, buscando culpados para algo que nós fazemos de errado.

Isso é muito comum nos relacionamentos afetivos. Pessoas com baixa autoestima e pouco autoamor frequentemente passarão por relações de dependência emocional, abusivas ou tóxicas. Por mais que se deparem com pessoas indisponíveis, narcisistas ou até mesmo psicopatas, há uma parcela significativa de responsabilidade própria. Muitas vezes, a pessoa foi deixando os limites serem extrapolados a ponto de permitir viver situações de desamor. Por experiência própria, percebo que a gente recebe sinais de que algo está errado desde o início da relação, mas fingimos que não estamos vendo ou que não estamos acreditando. Quando resolvemos vestir a roupa da super-heroína e resgatar o outro da sua própria confusão emocional, passamos a fazer parte desse emaranhado e perdemos nossas forças.

Como vimos no sexto capítulo deste livro, somente com muito autoconhecimento conseguiremos nos sentir responsáveis por nossas próprias ações. A tendência de sempre culpar os outros é oriunda de uma imaturidade que nos coloca como crianças sem culpa de nada. Pessoas mais orgulhosas ou dotadas de um narcisismo elevado dificilmente conseguirão assumir seus erros, porém, o fato de elas dificilmente aceitarem que erraram não faz com que a culpa seja nossa. Cuidado para não assumir uma culpa que não é sua e ser vítima de manipulação, o que é muito comum.

Algumas pessoas praticam transferência de culpa sem sequer perceber. Isso pode acontecer tanto na vida pessoal quanto na vida profissional. Como diz o ditado popular: "filho feio nunca tem pai". Por isso a autorresponsabilidade se torna ainda mais significativa.

Ainda que as pessoas com as quais você se relaciona não tenham esse costume, assuma você a responsabilidade por aquilo que diz respeito à sua vida. Essa atitude assertiva e de controle sobre o que lhe

AUTORRESPONSABILIDADE

acontece terá um impacto altamente positivo no seu dia a dia, podendo mudar tudo ao seu redor. A dedicação para aperfeiçoar a autorresponsabilidade é diária, e tentar fugir dela sempre será mais fácil.

Pessoas que são propensas à transferência de culpa são aquelas que têm maior dificuldade de se analisarem e refletirem, porque são resistentes, rígidas e inflexíveis. Ao fazerem contato com seu eu mais profundo, precisariam passar por uma grande transformação, o que dificilmente conseguiriam fazer, justamente pela rigidez.

Quem já ouviu de um colega de trabalho: "desculpa o atraso, mas peguei um trânsito horrível"? Claro, imprevistos acontecem, mas, via de regra, podemos calcular quanto tempo demoraremos para chegar e qual meio de transporte escolher para ir mais rápido. Mas a pessoa é resistente a fazer qualquer alteração na rotina. Ela sabe que às sextas-feiras ir de carro é a pior opção, mas nem por isso cogita sair mais cedo ou pegar outro tipo de transporte.

Outro exemplo é quando um trabalho feito por uma equipe não foi satisfatório e o chefe diz: "a qualidade da tarefa poderia ter ficado melhor se minha equipe não fosse tão inexperiente". Bem, na qualidade de chefe, é ele quem tem o controle sobre sua equipe e é ele quem deve exigir dela a qualidade pelos serviços que foram contratados, mas ele não assume para si a responsabilidade de que ele deveria ter previsto os problemas que poderiam vir a acontecer por trabalhar com pessoas com menos experiência. Um líder precisa acompanhar o que está sendo feito.

Como duas pessoas autorresponsáveis poderiam ter modificado esses dois exemplos?

- Eu teria feito essa tarefa com uma qualidade superior se tivesse me organizado e delegado melhor cada função aos meus colaboradores.
- Eu não me atrasaria se tivesse realizado uma gestão mais eficiente do meu tempo.

O comportamento diferente demonstra uma postura madura e assertiva perante a vida. A autorresponsabilidade dá a você maior domínio sobre todos os aspectos da sua vida. Sem falar na curva de aprendizado, que é sempre maior do que quando você aponta outros culpados para um sentimento negativo.

AUTORRESPONSABILIDADE PROFISSIONAL

Todos os profissionais que praticam a autorresponsabilidade são agraciados com uma escalada ascendente no mercado de trabalho. Isso se dá ao fato de que são capazes de solucionar problemas, pensar em alternativas inovadoras e realizar as tarefas de modo proativo. Pessoas que não assumem suas responsabilidades acabam por gerar conflitos, são menos produtivas, promovem a competição entre os membros da equipe e geram um ambiente tenso que pode apresentar falhas na comunicação. Os profissionais que nunca assumem suas responsabilidades quase sempre são os primeiros a apontarem os culpados.

É inegável, então, que a autorresponsabilidade desponte como um diferencial e tanto para uma mudança brusca na vida dos seus praticantes. O tópico conta, inclusive, com um extenso material sobre o assunto e até mesmo um dos livros mais completos, que já citei aqui: *O poder da autorresponsabilidade*!

Vamos colocar um pouco desses benefícios na órbita dos seus hábitos? A seguir, falaremos um pouco sobre como desenvolver a autorresponsabilidade.

DESENVOLVENDO A AUTORRESPONSABILIDADE

Primeiramente, pense que se tornar autorresponsável é como subir uma escada, você terá que seguir degrau por degrau. Nenhuma mudança acontecerá de modo repentino e sem que encontremos obstáculos pelo caminho. Mas como bem dizem os peregrinos do Caminho de San-

AUTORRESPONSABILIDADE

tiago de Compostela: "caminhante, não há caminho. O caminho se faz ao caminhar" (Antonio Machado).[63]

Seu caminho agora é o da autorresponsabilidade: na rotina, na vida pessoal e na vida profissional. Esteja certo de que essa é uma jornada contínua, já que ao praticá-la, ela se tornará um aprendizado e depois um hábito que fará parte de você. Sugiro que, a partir de agora, você faça algumas ponderações antes de tomar suas decisões, percebendo como a autorresponsabilidade pode te encorajar a seguir no caminho certo.

- Medite e esteja sempre em dia com sua autoconsciência para assumir suas responsabilidades.
- Tente frear seus impulsos e reflita antes de tomar grandes decisões, se puder esperar de um dia para o outro, espere;
- Seja proativa para mudar seus hábitos.
- Reveja suas atitudes, decisões e comportamentos.
- Pergunte-se se você está culpando alguém, se está fugindo da própria responsabilidade pelo problema que está vivendo.
- Concentre-se nos resultados e reflita que aprendizado você pode ter com eles. Para atingir algumas metas e sonhos, talvez seja necessário implementar algumas mudanças na sua maneira de agir.
- Organize um *planner* com seus hábitos para reforçar sua disciplina encorajando-se a agir de maneira diferente e evitar a retomada de velhos hábitos.

A autorresponsabilidade é adquirida através de um profundo autoconhecimento e de um estado de consciência elevado. É isso que permite que cada uma de nós possa identificar quais são os nossos pontos negativos que não conseguíamos perceber sem nos autoconhecermos. Sem isso, não haverá mudança.

---

[63] COLOMBO, B. **Todo caminho é sagrado**: deixe para trás o peso desnecessário que você carrega. 1. ed. São Paulo: Gente, 2021.

Novamente citando Paulo Vieira e seu trabalho sobre o tema, sugiro que memorize as 6 leis da autorresponsabilidade, para que sua jornada de transformação seja mais sólida e verdadeira.[64]

1. Se é para criticar os outros, cale-se.
2. Se é para reclamar, dê sugestão.
3. Se é para buscar culpados, busque solução.
4. Se é para se fazer de vítima, faça-se de vencedor.
5. Se é para justificar seus erros, aprenda com eles.
6. Se é para julgar as pessoas, julgue suas atitudes.

AUTOEFICÁCIA

A construção do conceito de autoeficácia foi desenvolvida por Albert Bandura, psicólogo canadense,[65] em 1977 e tem contribuído para os estudos de desenvolvimento humano. Ela é tida como a crença que o indivíduo tem sobre sua capacidade de realizar com sucesso determinada atividade. Assim, sua crença pode afetar suas escolhas e desempenho profissional. Na verdade, Bandura defende que a crença de cada pessoa sobre suas capacidades pode determinar os níveis de desempenho que influenciarão todos os setores da sua vida, a forma como pensam, sentem e se motivam.

Por outro lado, aqueles que possuem uma autoeficácia baixa, "costumam apresentar sentimentos de inutilidade, falta de esperança, crença de que não são capazes de lidar com as situações que enfrentam e acreditam que têm poucas chances de mudá-las."[66]

A autoeficácia acaba por ter um efeito positivo na vida das pessoas, porque elas, ao se sentirem melhores e mais saudáveis, sentem-se me-

---

[64] VIEIRA, P. *op. cit.*

[65] A AUTOEFICÁCIA (Bandura) e sua importância. **Psicoativo**. Disponível em: https://psicoativo.com/2019/02/autoeficacia-bandura-importancia.html. Acesso em: 15 set. 2021.

[66] *Ibidem*.

AUTORRESPONSABILIDADE

nos estressadas e suportam os obstáculos que encontram no caminho, seja na vida pessoal ou na profissional.

> Eu sou maior
> Do que era antes,
> Estou melhor
> Do que era ontem.
> Eu sou filho
> Do mistério e do silêncio
> Somente o tempo vai me revelar quem sou
>
> Dani Black[67]

---

[67] MAIOR. Intérprete: Dani Black. *In:* Dilúvio. São Paulo: Tratore, 2015. Faixa 2.

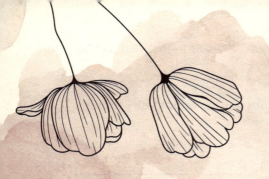

15
Ative essa engrenagem

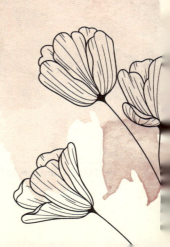

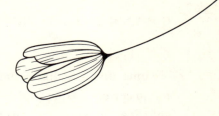

A o longo desta jornada, provei para você que desenvolver o autoamor é possível. Precisei passar por muitas situações difíceis para entender que, se não amasse a mim mesma, não teria relações saudáveis com as outras pessoas e não alcançaria a felicidade plena. No início deste livro, contei a você que, quando passei a dirigir e protagonizar a minha própria vida, acabei tendo uma epifania: descobri que nós estamos sempre buscando aprovação dos outros e fazendo as vontades deles simplesmente porque sentimos a necessidade de ser amadas.

Mas, quando nós nos amamos, isso deixa de ser um problema, porque todo amor de que precisamos já está dentro de nós, e é ele que nos dará a tão desejada sensação de completude. Isso porque passamos a nos conhecer melhor, aprendemos a fazer as escolhas certas, a identificarmos nossas necessidades, a nos valorizarmos, a sermos suficientes para nós mesmas e a dizer não para aquilo que não nós fará feliz de verdade. De hoje em diante, você, mulher, nunca mais precisará se contentar com pouco, o autoamor a fará compreender que você merece o melhor, em tudo.

Obstáculos, antes enfrentados, agora vivem no passado, porque você já tem, aqui, a fórmula para conquistar o autoamor. O mais difícil, o primeiro passo, você já deu, pois tenho certeza de que, quando fechar este livro, vai se olhar no espelho com outros olhos. Sua percepção de si já não será a mesma.

Seguir o caminho em direção aos nove pilares do autoamor — autoconhecimento, autoaceitação, autoestima, autoperdão, autocompaixão, autoconfiança, autocuidado, automotivação e autorresponsabilidade

— é uma atividade diária, uma construção em progresso para a qual eu tenho certeza de que você está preparada. A cada passo que der, os resultados vão começar a aparecer, e você só vai querer seguir adiante, sempre em frente na busca por conhecer mais e mais de si mesma, ao ponto de não saber mais como era sua vida de antes.

Nas próximas páginas, você vai encontrar mais alguns exercícios que vão servir como orientações ao longo do caminho, guiando-a ao seu reencontro. Deixo, também, a oração do autoamor, que você poderá ler todos os dias, independente da sua fé, como um lembrete da sua missão, do seu compromisso consigo mesma.

Agora é o seu momento! Você chegou até aqui, está no caminho certo para fazer as pazes com o amor e está preparada para aprender a usá-lo a seu favor. De todos os amores, o autoamor é o único de que você realmente precisa, do qual você nunca se separará, e ele também jamais a abandonará. E essa é a hora de ter a felicidade nas suas mãos.

Ative a engrenagem do autoamor!

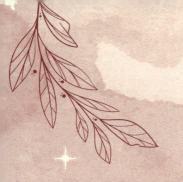

Todo amor de que precisamos já está dentro de nós, e é ele que nos dará a tão desejada sensação de completude.

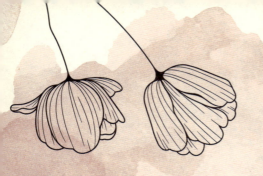

16
Exercícios de autoamor

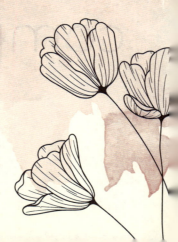

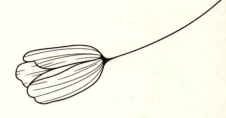

UMA SEMANA DE AUTOAMOR

1º Dia
Eu sou responsável pela minha felicidade, ela depende só de mim! Tenho consciência de que não posso colocá-la nas mãos de outra pessoa.
Tarefa: Faça algo que você ama e se mime com algo simples.

2º Dia
Terei mais paciência comigo. Exigir demais de mim mesma não é saudável.
Tarefa: Olhe-se no espelho e se admire. Não se julgue nem se critique. Perceba suas qualidades e virtudes.

3º Dia
Eu serei minha prioridade, me cuidar estará em primeiro lugar.
Tarefa: Tome um banho relaxante, se dê de presente uma massagem.

4º Dia
Estarei focada no agora, vivendo o presente e serei grata pelas coisas simples.
Tarefa: Anotar em um caderno um motivo pelo qual você é grata.

5º Dia
Deixar de me culpar por coisas que não dependem só de mim.
Tarefa: Cozinhe para você, brinque com seus filhos ou com seus pets.

6° Dia

Me reservarei o direito de dizer não para toda e qualquer situação que seja desconfortável e violenta para mim.
Tarefa: Pense em fazer terapia se dizer não para os outros é praticamente impossível.

7° Dia

Expressarei minhas vontades e opiniões com segurança.
Tarefa: Beba um suco detox, ou faça um detox nas suas redes sociais.

EXERCÍCIOS PRÁTICOS DE AUTO AMOR POR 30 DIAS

1. Acorde de manhã e se abrace. Agradeça por estar viva. Lembre-se das coisas positivas em sua vida. Faça seus rituais matinais. Evite começar o dia já partindo para as tarefas.
2. Prepare uma alimentação nutritiva que lhe traga bem-estar e seja parte de uma dieta que lhe trará qualidade de vida. Beba muita água.
3. Cuide da pele com cremes, águas termais e filtro solar. Aprecie sua imagem e, se quiser, pense em algumas mudanças que gostaria de fazer e que te deixariam felizes. Vista roupas confortáveis.
4. Não acredite em todos os pensamentos que chegam à sua mente. Pense positivo e fique com o que for bom. Se ficar pensando em coisas ruins, você poderá se tornar a sua pior inimiga e a sua maior sabotadora.
5. Organize seu ambiente. Opte sempre pelo essencial no armário, na cozinha, no banheiro e no seu escritório.
6. Tenha um grupo de amigos íntimos que acredite em você. Cerque-se de pessoas positivas que te encorajem. Afaste-se das pessoas negativas.
7. Não se compare a ninguém. Seja sensata na vida, na profissão e nos relacionamentos; afinal, cada um tem a própria história com circunstâncias diferentes.
8. Celebre suas vitórias e suas conquistas. Isso compreende não se desvalorizar e nem se subestimar. Não há nada de errado em ser humilde, apenas não leve isso ao extremo. Se o caminho que você percorreu foi tortuoso e cansativo e seu sucesso é enorme, não se envergonhe dele.
9. Saia da zona de conforto e tente algo novo todos os dias, ainda que seja subir as escadas em vez de usar o elevador. Temos apenas uma vida para viver e, em cada dia, deveríamos tentar algo novo, não importa se grande ou pequeno.

10. Pense em adotar um pet, a alegria que você sente ao ser amada por eles de volta faz você se sentir verdadeiramente especial.
11. Reconecte-se com a natureza. Sente-se em um jardim, caminhe pela grama, perto do mar ou na montanha.
12. Deixe sua criatividade fluir em cada dia da sua existência. Pode ser na escrita criativa, poesia, pintura, desenho, dança, música ou cozinha. Liberte-se em atividades que te façam feliz.
13. Estabeleça suas metas, para que a cada dia você suba um degrau para atingi-las.
14. Leia um romance ou alguma história que te prenda e te conecte com o imaginário.
15. Desista de pedir a opinião dos outros. Pergunte a você mesma se você está certa, se está feliz, se está fazendo a coisa certa.
16. Dedique-se à meditação, a um estilo de meditação que te permita limpar a sua mente, seus pensamentos e sua alma. Do mesmo jeito que é preciso organizar sua casa, é preciso organizar o seu interior.
17. Trate os outros com amor, gentileza e respeito. Gentileza gera gentileza.
18. Esteja conectada com quem você é e com o que você tem. Agradeça todos os dias a vida que você leva. Pense nas mudanças positivas que você poder fazer na sua vida.
19. Reserve um tempo diário para uma viagem solitária, caso você precise se redescobrir.
20. Revise a vida que você tem levado. Examine se o dia que você passou a fez feliz ou não. Faça uma análise das coisas que você fez e pense em como poderá tornar o amanhã ainda melhor.
21. Perdoe a si mesma e/ou aos outros e deixe ir. Agarrar-se a certas coisas não ajuda.
22. Escreva seus objetivos. Na verdade, escrever todos os dias ajuda muito. Contribui para clarear os pensamentos e acalmar as ansiedades. Faça um diário de como você atingirá o autoamor em 30 dias.

EXERCÍCIOS DE AUTOAMOR

23. Modifique o papel de parede do celular e do computador para algo motivacional e brilhante, que te encoraje a encontrar um propósito maior em tudo o que você fizer.

No QR code disponibilizamos algumas sugestões para você.

http://poderdoautoamor.com.br

24. Dedique seu tempo para inspirar outras pessoas, para conversar com elas focando na positividade. Seja uma boa ouvinte, você poderá ajudar, mas poderá aprender muito também.

25. Abandone a negatividade. Descadastre-se de listas de notícias que possam lhe trazer coisas ruins. Bloqueie pessoas que ressoam negatividade e reclamação.

26. Faça uso de óleos essenciais que contribuam para sua energia, foco e relaxamento. Banhos e incensos também fazem bem a você e ao ambiente.

27. Assista a programas que te inspirem e acompanhe um esporte de que você goste.

28. Assista a comédias que te façam rir, ou tire alguns minutos no dia para acompanhar alguns memes, eles sempre te ajudarão a descontrair.

29. Tente, em alguns dias da semana, ainda que seja em apenas uma refeição do seu dia, ter uma alimentação vegana. Isso não significa que você abolirá a carne, apenas mudará um pouco seus hábitos.

30. Arrume sua cama todos os dias, isso te dará um sentido de começar o dia fazendo algo por você.

EXERCÍCIOS DE AUTOAMOR APÓS O FIM DE UM RELACIONAMENTO

1. Se o rompimento estiver doendo, deixe doer, não mascare a dor beijando a primeira pessoa que aparecer na sua frente;
2. Se tiver com vontade de chorar, chore e não se envergonhe disso, chorar ajuda a assimilar algumas dores.
3. Nas horas mais críticas, não se isole, ficar perto da família e dos amigos é sempre melhor, sempre vai ter um ombro amigo ou um colo que seja acolhedor.
4. Depois de alguns dias, a saudade vai apertar! Então saia de casa, vá passear no shopping, caminhar na praia ou visitar algum museu.
5. Atividades físicas ajudam muito nessas horas, matricule-se na academia, se já não frequentar uma, quanto mais são estiver seu corpo, mais sua mente também estará.
6. Permita-se viver a tristeza, mesmo saindo e vendo amigos, vez por outra você se sentirá triste, mesmo cercada de pessoas, lembre-se de que vai ficar tudo bem.
7. Cuidado quando a tristeza começar a durar tempo demais e se transformar em um desânimo maior e começar a comprometer seus dias. Se isso acontecer, procure um médico, viver uma depressão após uma separação é normal, mas ela precisa ser cuidada.
8. Se você tiver coragem, voe de asa delta! Saltar lá de cima acorda as emoções mais vivas dentro da gente, além disso voar é uma sensação indescritível.
9. Algumas pessoas demoram mais tempo para digerir o término e o rompimento e muitas vezes nutrem esperanças infundadas de que a relação será retomada. Se isso acontecer, procure um terapeuta. Há ciclos que precisam ser fechados e isso só depende de você.
10. Para aquelas que ficam na casa onde até ontem dividiam o espaço com o parceiro, tente mudar o ambiente, redecore a casa, troque móveis de lugar, se preferir compre uma cama,

EXERCÍCIOS DE AUTOAMOR

as energias precisam se movimentar. Pinte uma parede da casa, mas recomendo tentar pintar você mesma, tire um fim de semana para isso, coloque sua bebida preferida na geladeira e um som alto na casa.

11. Em tempos de redes sociais, bloqueie toda fonte de informação que venha lhe trazer dor, seja do parceiro ou dos amigos dele.
12. Perceba em você se sua dor é pela saudade ou por estar se sentindo só, se é pela perda dos sonhos e dos planos que tinha, ou pelas ilusões que foram perdidas.
13. No Brasil há diversos caminhos como os de Santiago de Compostela, se você gostar de caminhadas, pode ser uma experiência renovadora na sua vida. Temos o Caminho do Sol (SP), o Caminho de Anchieta(ES), o Caminho da Luz(MG), o Caminho de Cora (GO) e o Caminho das Missões (RS).
14. Não se violente, não queira encontrar um novo parceiro apenas para revidar o ex, caso ele já tenha outra pessoa.
15. Dispa-se do orgulho. Se mesmo após a separação, o amor continuar existindo e a saudade também, permita-se dizer isso a quem você ama! Mesmo que ele tenha terminado, muitas vezes as pessoas se arrependem, mas não têm coragem de dizer. Mas, cuidado, se houver uma negativa, será hora de seguir seu caminho. Tenha a certeza de que tentou e de que deu todas as chances que podia para você e para a relação.
16. Faça uma viagem, vá para aquele lugar que você sempre sonhou conhecer.
17. Retire de circulação as recordações que podem trazer alguma tristeza; proteja-se das boas lembranças, elas costumam nos trair. Quando a gente se lembra só do que é bom, acaba esquecendo porque acabou. Lembre-se de todos os defeitos e atitudes que mais te faziam mal, isso ajuda a digerir mais rápido.
18. Se não quiser fazer terapia, tente a meditação, seja qual for. Isso ajudará a te dar um equilíbrio e se reconhecer mais.

19. Se você tiver um círculo de amigos em comum, só frequente esses lugares se estiver segura de que o encontro não te trará mais dor, caso ele possa acontecer.
20. Caso tenha uma aliança ou anel de compromisso, jogue-o no mar, como quem lança uma oferenda pelo que foi bom, pedindo para que ele te traga uma pessoa melhor.
21. Perdoe-se, caso tenha se enganado e se machucado.
22. Reencontre-se com sua fé através de uma comunhão religiosa ou apenas com uma força maior.
23. Busque terapias alternativas que podem ajudar a curar o seu emocional (Reiki, apometria, *Thetahealing* e Divórcio Energético).
24. Tome um banho de espuma em uma banheira.
25. Faça um escalda pés.
26. Acorde e faça uma maquiagem como se estivesse indo para uma festa.
27. Se dê de presente uma massagem relaxante.
28. Assista a seu filme favorito, mesmo que ele te faça chorar.
29. Dance em casa, tomando sua bebida favorita.
30. Contrate um fotógrafo e faça um ensaio fotográfico (pode ser fotos íntimas, elas darão um *up* na sua autoestima).
31. Faça um curso que desperte sua criatividade: pintura; culinária; escrita criativa; escrita terapêutica; artesanato; instrumento musical ou canto.
32. Se estiver precisando emagrecer, entre em uma academia e leve a sério sua alimentação.
33. Viaje para um lugar para onde nunca pensou em ir.
34. Volte a ter um diário onde possa falar de suas emoções (hoje eles são chamados de páginas matinais).
35. Reveja fotos da sua infância e se conecte com sua criança interior, ela sempre tem bons conselhos para te dar.
36. Perdoe seus erros, tente não se culpar por eles.

EXERCÍCIOS DE AUTOAMOR

Agora que você já aprendeu que o autoamor é uma engrenagem composta por uma junção de sentimentos e compreensões sobre si mesma, que tal avaliar como estão cada uma dessas engrenagens? Preencha na data de hoje e, se quiser repita o exercício daqui a 90 dias, acessando o QR Code.

http://poderdoautoamor.com.br

RODA DO AUTOAMOR*

Preencha a roda com o nível de cada um dos componentes do autoamor você possui em você.

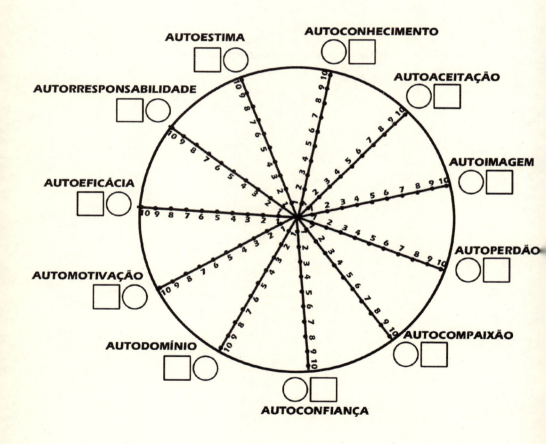

*Inspirada no Mapa de Autoavaliação Sistêmica de Paulo Vieira

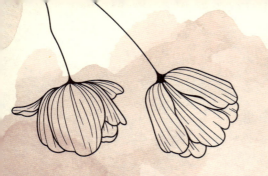

CONCLUSÃO

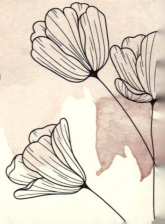

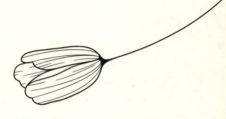

Como você pode ver, o autoamor é uma engrenagem de crenças, pensamentos, sentimentos e emoções que precisam se encaixar como um quebra-cabeça para que, ao final, você construa o autorretrato mais lindo que já teve na vida. Esse quebra-cabeça é daqueles mais difíceis e trabalhosos de montar, requer paciência, tempo e metodologia.

Tenho uma grande amiga que filma a si e a seus dois filhos montando diversos quebra-cabeças. Ela pega várias caixas de papelão e vai separando as peças por cores, de acordo com a imagem pretendida; depois separa as peças com borda para começar pela moldura; e tenho certeza de que, até ela chegar a esse estágio, deve ter levado um bom tempo compreendendo como poderia melhorar as etapas.

Este livro não é para ser lido uma única vez, e peço, de verdade, que, se chegou até aqui sem ter feito os exercícios propostos, tire um tempo para fazê-los. A maioria deles requer a escrita e, logicamente, que você reflita sobre si mesma ao longo das etapas até chegar aqui. Essas etapas podem ajudá-la a ter a verdadeira consciência de quem você era, de quem você quer ser e de quem você será.

Gostaria, também, de sugerir um exercício fora do livro. Escreva uma carta para o seu eu futuro no site https://www.futureme.org/, que será enviada a você em um período de sua escolha: 1 ano, 3 anos ou 5 anos, podendo ainda ser privada ou pública (mantendo o anonimato). Escreva nela como você vai estar se amando e se conhecendo nesse período que irá transcorrer. Escreva tudo o que você precisa ressignificar sobre você mesma, e posso te garantir que você se surpreenderá. Mas sugiro que você escreva no tempo presente, por exemplo: *"hoje eu compreendi o que é o autoamor depois de ter trabalho para que eu o encontrasse dentro de mim. Aprendi a ser minha melhor amiga, a me cuidar, a abraçar minha criança interior sempre que ela se sente insegura e fica com medo. Eu cuido dela e ela cuida de mim. Não há nada que essa criança queira, que eu não possa lhe dar."*

Compreenda que desenvolver o autoamor é uma jornada longa e demorada que requer paciência e perseverança. Conforme você for avançando, se sentirá mais forte para seguir adiante. Não permita que ninguém faça você desistir de se autoconhecer e de se autoamar mais. Lembre-se de que os acomodados sempre tentarão fazer você desistir da caminhada que eles queriam fazer, mas como não conseguem sair do lugar, esperam que você lhes faça companhia. Como diria a nossa rainha do Rock, Rita Lee: "quem pode, pode, deixa os acomodados que se incomodem".[68]

Tome para si os dez mandamentos do autoamor.

1. Abrace sua singularidade. Todos nós temos características que nos diferenciam uns dos outros, é parte do que nós somos e do que nos faz especial.
2. Aceite sua força. Muitas vezes, as dificuldades que encontramos para chegar ao autoamor é porque não conhecemos nossas forças e fraquezas. É importante saber quais são suas fraquezas para que você possa melhorá-las e para que as suas forças as neutralizem sempre que possível.
3. Ignore seus fantasmas. Alguns deles poderão dificultar muito as coisas. Eles são, em sua grande maioria, mentirosos, mas se você os ouvir, eles podem te destruir.
4. Encontre pessoas que a coloquem para cima. Uma das coisas que mais pode contribuir para seu autoamor é se cercar desse tipo de pessoa. Em muitos casos, quando estamos

---

[68] JARDINS da Babilônia. Intérprete: Rita Lee. *In:* BABILÔNIA. Rio de Janeiro: Som Livre, 1978. Faixa 4.

CONCLUSÃO

enfrentando problemas de baixa autoestima, pode ser por estarmos cercadas pelas pessoas erradas.
5. Faça coisas que você ame. Encontre algo que você ame fazer, e isso pode mudar seus dias por completo.
6. Pare com seus sentimentos negativos. Pensamentos negativos só contribuirão para te derrubar na sua busca pelo autoamor.
7. Defina alguns objetivos para alcançar. Como você poderá construir seu autoamor, se não tiver nenhum objetivo para alcançar? São eles que te ajudarão a seguir trabalhando por você.
8. Desafie você mesmo. Há muitas coisas que precisamos fazer, e elas nem sempre serão fáceis, mas isso não significa que precisamos desistir. Siga em frente.
9. Aprenda a dizer não. Amar a si mesma é preservar um limite entre o que é seu e o que é do outro. Nem sempre dizer sim a ajudará. Respeite-se.
10. Aprecie as pequenas coisas da vida. Estamos sempre correndo e perdendo momentos tão singelos e únicos. Acorde para ver o dia nascer ou o sol se pôr. Acompanhe no calendário as fases da lua e aprecie uma linda noite de lua cheia. Amar-se é seguir vendo o belo da vida.

Acompanhe no calendário as fases da lua e aprecie uma linda noite de lua cheia. Amar-se é seguir vendo o belo da vida.

Este livro foi impresso pela Gráfica Loyola
em papel pólen bold 70g em fevereiro de 2022.